中医速记手册丛书

常用中药速记手册

黄　泳　王艳杰　主编

SPM 南方出版传媒

广东科技出版社 | 全国优秀出版社

·广　州·

图书在版编目（CIP）数据

常用中药速记手册/黄泳，王艳杰主编. —广州：广东科技出版社，2015.9（2024.10重印）
（中医速记手册丛书）
ISBN 978-7-5359-6412-0

Ⅰ. ①常⋯ Ⅱ. ①黄⋯②王⋯ Ⅲ. ①中药学—手册 Ⅳ. ①R28-62

中国版本图书馆CIP数据核字（2015）第204065号

责任编辑：黄　铸　严　旻
封面设计：林少娟
责任校对：杨崚松
责任印制：彭海波
出版发行：广东科技出版社
　　　　　（广州市环市东路水荫路11号　邮政编码：510075）
销售热线：020-37607413
https://www.gdstp.com.cn
E-mail: gdkjbw@nfcb.com.cn
经　　销：广东新华发行集团股份有限公司
印　　刷：佛山市浩文彩色印刷有限公司
　　　　　（南海区狮山科技工业园A区　邮政编码：528225）
规　　格：889mm×1 194mm　1/64　印张3.625　字数80千
版　　次：2015年9月第1版
　　　　　2024年10月第10次印刷
定　　价：10.00元

如发现因印装质量问题影响阅读，请与承印厂联系调换。

常用中药速记手册
编写人员

主　编：黄　泳　　王艳杰

编　者：陈俊琦　　黄焕琳　　黄　泳

　　　　李妙铿　　曲姗姗　　王　雷

　　　　王艳杰　　张继苹　　张嘉玲

　　　　郑　禹　　钟　正

前　言

　　中药的学习，内容繁杂、枯燥乏味、难于记忆。为了满足广大中医药爱好者自学和中医药专业学者学习备考的需要，本书参考了上海科学技术出版社出版的第一版《中药学》和人民卫生出版社出版的第五版《中药学》，以及其他版本的相关书籍，以"系统性、实用性、简洁性、易记性"为原则，简要介绍中药学基本理论知识，重点从药性、功效主治、用法、用量及特殊知识点等方面对常用中药进行阐述。为求简洁明了、易学易记，内容以简洁形式呈现。因各个版本的不同，某些中药的功效略有差异，综合选取各版本中出现频次较多者。全书22章，介绍中药（包括附药）328种，书后附有药物名称查询，方便查阅。

　　中药学历史悠久、内容丰富，衷心希望本书为广大读者学习中药学知识提供有益的帮助。本书作者来自南方医科大学中医药学院、南方医科大学第三附属医院、陕西省渭南职业技术学院和渭南市骨科医院。由于作者水平有限，编写时间仓促，不足和疏漏之处在所难免，敬请广大读者朋友批评指正。

编者

2016年7月

目　　录

第1章　中药基本知识

第1节　中药的起源和中药学的发展

一、中药与中药学

（1）中药是指在中医理论指导下用以防治疾病的药物。

（2）中药学是研究中药基本理论和各种中药的来源、采制、性能、功效、临床应用等知识的一门学科，是祖国医学的一个重要组成部分。

二、中药的起源

中药起源于人类社会产生的时期。我们的祖先在采集植物和狩猎作为食物的过程之中，逐渐了解这些植物和动物对人体的影响，从而懂得在觅食时要有所辨别和选择。为了同疾病做斗争，开始了有意识的医疗活动，通过口尝、身受和实际体验，不断创造和积累药物知识。

三、历代中药学代表性著作

年代	作者	代表著作	载药	学术价值
汉代	作者不详，托名神农氏	《神农本草经》简称《本经》	365种	我国现存最早药学专著，汉以前本草大总结

续表

年代	作者	代表著作	载药	学术价值
梁代	陶弘景	《本草经集注》	730种	标志着综合本草模式的初步确立
南朝刘宋	雷敩	《炮炙论》	300种	我国第一部炮制专著，标志着本草学新分支学科的产生
唐代	苏敬、李勣等	《新修本草》又称《唐本草》	850种	世界第一部药典性著作，我国第一部官修本草
宋代	唐慎微	《经史证类备急本草》简称《证类本草》	1 558种	对宋以前中药学知识的大总结
明代	李时珍	《本草纲目》	1 892种	集我国16世纪以前药学成就之大成
清代	赵学敏	《本草纲目拾遗》	921种	古代新增药物最多的著作，创断代本草著作编写体例
公元1999年	国家中医药管理局《中华本草》编委会	《中华本草》	8 980种	全面总结中华民族2000多年来传统药学成就，集中反映20世纪中药学科发展的综合性本草

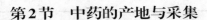

第2节 中药的产地与采集

一、道地药材

道地药材是指某一药用生物品种，在特定的生态环境和土壤气候情况下，所形成的质量好、产量大、疗效佳的优质药材。如：甘肃的当归，宁夏的枸杞，青海的大黄，内蒙古的黄芪，东北的人参、细辛、五味子，山西的党参，河南的地黄、牛膝、山药、菊花，云南的三七、茯苓，四川的黄连、川芎、贝母、乌头，山东的阿胶，浙江的贝母，江苏的薄荷，广东的陈皮、砂仁等。

二、中药采集

1. 采集与药效的关系

因动植物在其生长发育的不同时期其药用部分所含有效成分及有害成分各不相同，因此药物的疗效和毒副作用也有较大差异，故药材必须在适当的时节采集。

2. 中药采集时间

部位	采集时间	实例及特殊要求
全草	植物枝叶茂盛、花朵初开	紫苏、荆芥、夏枯草等
叶类	花蕾将放或正盛开时	枇杷叶、艾叶等，桑叶需在深秋经霜后

续表

部位	采集时间	实例及特殊要求
花、花粉	未开放的花蕾或刚开放花朵	野菊花等，花期短或花朵次第开放的应分次及时摘取
叶类	叶片茂盛，叶色青绿	荷叶、大青叶等
果实、种子	成熟或将成熟期	杏仁、五味子等，但青皮、枳实等采幼果
根、根茎	秋末或春初即二月和八月为佳	天麻、葛根等，半夏、延胡索等则在夏天
树皮、根皮	春、夏时节植物生长旺盛	黄柏、杜仲、牡丹皮、地骨皮等在秋后为宜
动物昆虫类	生长和活动季节捕捉	全蝎等宜夏末秋初，蝉蜕在夏秋季，桑螵蛸须在秋末，大动物类一般在秋季，鹿茸在春季清明前后
矿物类	全年皆可，择优采选	

第3节　中药的炮制

一、炮　　制

　　炮制，古时又称"炮炙""修事""修治"，是指药物在应用或制成各种剂型前，根据医疗、调制、制剂的需要，而进行必要加工处理的过程。

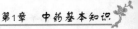

二、炮制目的

炮制目的	实　例
去除杂质和非用部分	远志抽心，石膏挑出沙石
干燥药材，利于贮藏	赤小豆、白扁豆等加热干燥
矫味、矫臭	酒制乌梢蛇，醋炒五灵脂
降低毒副作用	巴豆制霜，醋制大戟、甘遂
增强疗效	蜜制麻黄，醋制延胡索
改变药物性能	地黄生用清热凉血，酒制熟地黄则滋阴补血
引药入经	知母、黄柏经盐炒后，增强归肾经；柴胡、香附经醋炒，增强归肝经
便于调剂制剂	制成饮片，矿质类经过煅、淬炮制加工，质地变酥脆，有效成分便于煎出

三、炮制的方法

1. 修治

（1）纯净药材：用挑、拣、筛、刮、刷等方法，去掉灰屑、杂质及非药用部分。

（2）粉碎处理：用捣、碾、锉等方法，药物粉碎，符合制剂和其他炮制方法的要求。

（3）切制处理：用切、锉的方法，把药物切成片、段、丝、块等一定规格，便于进行其他炮制，也利于干燥、贮藏和调剂时称量。

2. 水制

（1）洗：将药物放在清水中快速洗涤，除去上浮杂物及下沉脏物，及时捞出晒干备用。

（2）淋：将不宜浸泡的药材，用少量清水浇洒喷淋，使其清洁和软化。

（3）泡：以保证药效为原则，将质地坚硬药材放入水中浸泡一段时间，使其变软。

（4）润：又称闷或伏。用泡润、盖润、包润等方法，使清水或其他液体辅料徐徐渗入药物内部，在不损失或少损失药效的前提下，使药材软化，便于切成饮片。

（5）漂：将药物置宽水或长流水中，反复换水，去掉腥味、盐分及毒性成分的方法。

（6）水飞：借药物在水中的沉降性质分取药材极细粉末的方法。

3. 火制

（1）炒：①炒黄：用文火炒至药物表面微黄或能嗅到药物固有的气味为度。②炒焦：用武火炒至药物表面焦黄或焦褐色，内部颜色加深，并有焦香气味。③炒炭：用武火炒至药物表面焦黑，部分炭化，内部焦黄，仍保留固有气味。

（2）炙：药物与液体辅料拌炒，使辅料逐渐渗入药物内部。

（3）煅：用猛火直接或间接煅烧药物，使其质地松脆，易于粉碎，充分发挥疗效。

（4）煨：将药物包裹于湿面粉、湿纸中，放入热火灰中加热，或用草纸与饮片隔层分放加热的方法。

（5）烘焙：将药物用微火加热，使之干燥的方法。

4. 水火共制

（1）煮：用清水或液体辅料与药物共同加热的方法。

（2）蒸：利用水蒸气或隔水加热药物的方法。

（3）炖：将药物置于容器中，加入液体辅料盖严，放入水锅中炖一定时间。

（4）淬：将药物快速放入沸水中短暂潦过，立即取出。

（5）淬：将药物煅烧红后，迅速投入冷水或液体辅料中，使其酥脆的方法。

5. 其他制法

（1）制霜：种子类药材压榨去油或矿物药材重结晶后的制品

（2）发酵：将药材与辅料拌和，置一定的湿度和温度下，使其发酵，从而改变药性。

（3）发芽：将具有发芽能力的种子药材浸泡水中，保持一定湿度和温度，使其萌发幼芽。

第4节 中药的性能

一、概　　述

药物的基本作用为扶正祛邪，消除病因，恢复脏腑的正常生理功能；纠正阴阳气血偏盛偏衰的病理现象，从而最大程度上恢复到正常状态，治愈疾病，恢复健康。药物针对病情发挥基本作用，是因各种药物本身各自具有若干特性和作用，前人称为药物偏性，即以药物的偏性来纠正疾病所表现出来的阴阳偏盛偏衰。

药物的性质、气味和功能统称为药性，包括药物发挥疗效的物质基础和治疗过程中所体现出来的作用。中药的作用包括治疗作用（中药的功效）和不良反应（副作用和毒性反应）。

中药的性能是中药作用的基本性质和特征的高度概括，其又称为药性。药性理论主要包括四气、五味、归经、升降浮沉、毒性等。

二、药性理论

1. 四气

四气即寒、热、温、凉四种药性，又称四性。它反映了药物对人体阴阳盛衰、寒热变化的作用倾向。

四气是以用药反应为依据，病证寒热为基准。能够减轻或消除热证的药物，一般属于寒性或凉性，为寒凉药，如黄芩、石膏；能够减轻或消除寒证的药物，一般属于热性或温性，为温热药，如附子、干姜。

（1）寒凉药。①作用：清热泻火，解毒凉血，滋阴，清热利湿，凉肝熄风等。②适应证：实热烦渴，血热出血，热毒疮疡，湿热黄疸，热极生风等阳热证。

（2）温热药。①作用：温里散寒，补火助阳，温阳利水，温通经络，回阳救逆等。②适应证：寒疝腹痛，阴寒水肿，风寒痹证，亡阳欲脱等阴寒证。

平性药是指寒热界限不明显、药性平和、作用较缓和的一类药物，如甘草、山药等。

2. 五味

五味是指药物有酸、苦、甘、辛、咸五种药味。有些药物还有淡味或涩味。

五味的意义：一是药物的真实滋味，一是药物作用的基本范围。五味的作用、适应证及使用注意如下：

（1）辛。①能散：发散外邪（表证，如麻黄发散风寒、薄荷发散风热）。②能行：行气、行血（气滞证，如木香行气除胀；血瘀证，如三七活血化瘀）。

使用注意：大多能耗气伤阴，气虚阴亏者慎用。

（2）甘。①能补：补益（正气虚弱，如人参大补元气、白术补气健脾）。②能缓：缓急止痛（脘腹疼痛，如饴糖缓急止痛）。③能和：调和药性、和中，解毒（甘草调和药性、和中并解药食中毒，绿豆解毒）。

使用注意：大多滋腻碍脾胃，令人中满，凡食积、湿阻、痰浊中满者慎用。

（3）酸。能收：收敛；能涩：固涩。①固表止汗：体虚多汗，如五味子敛肺止汗。②敛肺止咳：肺虚久咳，如罂粟壳敛肺止咳。③涩肠止泻：久泻久痢，如乌梅涩肠止泻痢。④固精缩尿：遗精、遗尿、尿频，如山茱萸固精止遗。⑤固崩止带：崩漏带下不止，如赤石脂固崩止带。

使用注意：大多收敛邪气，凡邪气未尽之证慎用。

（4）苦。①能泄。通泄：通泄大便（便秘，如大黄泻下通便）；清泄：清热泻火（热证、火证，如黄芩清热泻火）；降泄：降泄气逆（咳喘、呕吐呃逆，如杏仁降泄肺气、枇杷叶降泄胃气）。②能燥：燥湿（湿证，如黄连能燥湿止泻）。③能坚：坚阴（阴虚火旺证，如知母泻火存阴）。

使用注意：大多伤津败胃，津伤及脾胃虚弱者不宜大量使用。

（5）咸。①能软：软坚散结（瘰疬痰核、癥瘕痞块等，如海藻软坚散结）。②能下：泻下（大便燥结，如芒硝泻下通便）。

使用注意：不宜多食，高血压动脉硬化者尤当注意。有咸味药能伤脾胃，脾虚便溏慎用。

（6）淡。①能利能渗：利水渗湿（水肿、脚气、小便不利等，如猪苓甘淡渗湿）。使用注意：大多能伤津液，凡阴虚津亏者慎用。

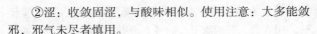

②涩：收敛固涩，与酸味相似。使用注意：大多能敛邪，邪气未尽者慎用。

3. 升降浮沉

升：上升举陷，趋向于上　降：下降平逆，趋向于下

浮：向外发散，趋向于表　沉：向内收敛，趋向于里

升是上升，降是下降，浮表示发散，沉表示收敛固藏和泄利二便。升降浮沉是药物对人体作用不同趋向，也就是指药物对机体有向上、向下、向外、向内四种不同作用趋向。

一般具有升阳发表、祛风散寒、涌吐、开窍等作用的药物，都能上行向外，具有升浮作用；具有泻下、清热、利水渗湿、重镇安神、熄风潜阳、降逆止呕、止咳平喘等作用的药物，都能下行向内，具有沉降作用。

辛甘温热药，大多升浮，如麻黄等；酸苦咸寒凉药，大多沉降，如大黄等。花、叶、皮、枝等质地轻的药物大多升浮，如薄荷等；种子、果实、矿物、贝壳等质地重的药物大多沉降，如苏子、龙骨等。特例：诸花皆升，旋覆独降；诸子皆降，蔓荆独升。川芎既能上行头目，又能下行血海，能升能降。酒制则升，姜炒则散，醋炒收敛，盐炒下行。升浮药在大量沉降药中能随之下降，沉降药在大量升浮药中能随之上升。

升降浮沉的用药原则：顺病位，逆病势。具体而言：病变部位在上在表者宜升浮不宜沉降，如外感风寒，用麻

黄、桂枝发表；在下在里者宜沉降不宜升浮，如里实便秘，用大黄、芒硝攻下。病势上逆者，宜降不宜升，如肝阳上亢头痛，用牡蛎、石决明潜降；病势下陷，宜升不宜降，如久泻、脱肛，用黄芪、柴胡等益气升阳。

4．归经

归经是指药物对机体某部分的选择性作用，即某药对某脏腑经络有特殊的亲和作用，因而对这些部位的病变起着主要或特殊治疗作用。如：桔梗、杏仁能治胸闷、喘咳，归肺经；全蝎能止抽搐，归肝经。

5．毒性

毒性
概念
{
古代药物毒性
{
毒药是药物的总称
毒性是药物的偏性
毒性是药物毒副作用。按强弱分为大毒、常毒、小毒、无毒
}
现代药物毒性：指药物对机体所产生的不良影响及损害性
}

中药中毒原因：①剂量过大。如附子、马钱子等毒性较大的药物，用量过大或时间过久可致中毒。②误服伪品。如独角莲代替天麻。③炮制不当。如未经炮制的生附子、生乌头。④制剂服法不当。如附子、乌头煎煮时间过短或服用后受寒、进食生冷致中毒。⑤配伍不当。如半夏与乌头同用，甘遂与甘草同用。

第5节 中药的配伍

一、概念和目的

（1）配伍是根据病情需要和药物的不同特点，有选择性地将两种以上的药物配合使用。

（2）配伍的目的：①增强药效。如麻黄配桂枝，增强发汗解表作用。②抑制或消除药物毒副作用。如半夏配生姜，生姜可降低或消除半夏的毒性。③适应复杂病情需要，达到全面兼顾治疗的目的。如虚实相兼者，当攻补兼施。④扩大药物治疗范围。如黄连配吴茱萸治疗肝郁化火犯胃的呕吐吞酸，胁肋胀痛。

二、配伍的内容

1. 药物"七情"

单味药的应用和药与药之间的配伍关系，即单行、相须、相使、相畏、相杀、相恶、相反。

2. 药物七情各自的含义

单行：用单味药物治疗某种病情单一的疾病。如清金散单用黄芩治轻度的肺热咯血。

相须（同类不可离）：性能功效相似药物配合应用，可增强原有效应。如石膏配知母，增强清热泻火作用，大黄配芒硝，增强攻下泻热作用。

相使（我之佐使也）：性能功效方面有某些共性，或性能功效虽不相同，但治疗目的一致的药物配合应用，以

13

一种药物为主，另一种药物为辅，能提高主药疗效。如黄芪配茯苓，茯苓能增强黄芪补气利水作用；黄连配木香，木香能增强黄连治疗湿热泻痢的效果。

相畏（受彼之制也）：一种药物的毒性反应或副作用，能被另一种药物减轻或消除。如生半夏和生南星的毒性能被生姜减轻或消除，故说生半夏、生南星畏生姜。

相杀（制彼之毒也）：一种药物能够减轻或消除另一种药物的毒性或副作用。如生姜能减轻或消除生半夏和生南星的毒性或副作用，故说生姜杀生半夏和生南星。

相恶（夺我之能也）：两药合用，一种药物能使另一种药物原有功效减弱或消失。如人参恶莱菔子。

相反（两不相和也）：两种药物合用能产生或增强毒性反应或副作用。如十八反，十九畏。

简言之，相须、相使属于增强疗效的配伍关系，相畏、相杀属于减轻或消除毒副作用配伍关系，相恶、相反属于避免配伍或配伍禁忌的配伍关系。

第6节 用药禁忌

一、配伍禁忌

1. 十八反

乌头反半夏、瓜蒌、贝母、白蔹、白及；甘草反海藻、大戟、甘遂、芫花；藜芦反人参、丹参、沙参、玄参、细辛、芍药。

歌诀:

> 本草明言十八反,半蒌贝蔹及攻乌,
>
> 藻戟遂芫俱战草,诸参辛芍叛藜芦。

2. 十九畏

> 硫黄畏朴硝,水银畏砒霜,狼毒畏密陀僧。
>
> 巴豆畏牵牛,丁香畏郁金,官桂畏赤石脂。
>
> 乌头畏犀角,牙硝畏三棱,人参畏五灵脂。

歌诀:

> 硫黄原是火中精,朴硝一见便相争;
>
> 水银莫与砒霜见,狼毒最怕密陀僧;
>
> 巴豆性烈最为上,偏与牵牛不顺情;
>
> 丁香莫与郁金见,牙硝难合京三棱;
>
> 川乌草乌不顺犀,人参最怕五灵脂;
>
> 官桂善能调冷气,若逢石脂便相欺;
>
> 大凡修合看顺逆,炮滥炙煿莫相依。

二、妊娠用药禁忌

妊娠用药禁忌专指妇女妊娠期除中止妊娠、引产外,禁忌使用的药物。某些药物具有损害胎元以致堕胎的副作用,妇女在妊娠期间应禁用或慎用。

禁用药:水银、砒霜、雄黄、轻粉、斑蝥、马钱子、蟾酥、川乌、草乌、藜芦、胆矾、瓜蒂、巴豆、甘遂、大戟、芫花、牵牛子、商陆、麝香、水蛭、虻虫、三棱、莪术等。

慎用药：牛膝、川芎、红花、桃仁、姜黄、牡丹皮、枳实、枳壳、大黄、番泻叶、芦荟、芒硝、附子、肉桂等。

妊娠禁忌歌诀：

> 斑蝥水蛭及虻虫，乌头附子配天雄，
>
> 野葛水银并巴豆，牛膝薏苡与蜈蚣，
>
> 三棱芫花代赭麝，大戟蝉蜕黄雌雄，
>
> 牙硝芒硝牡丹桂，槐花牵牛皂角同，
>
> 半夏南星与通草，瞿麦干姜桃仁通，
>
> 硇砂干漆蟹爪甲，地胆茅根都失中。

三、服药饮食禁忌

服药饮食禁忌是指服药期间对某些食物的禁忌，简称食忌，即通常所说的忌口。一般应忌食生冷、辛热、油腻、腥膻、有刺激性的食物。特殊：热性病忌食辛辣、油腻、煎炸类食物；寒性病忌食生冷；胸痹患者忌食肥肉、脂肪、动物内脏及烟酒；肝阳上亢，头晕目眩、烦躁易怒忌食胡椒、辣椒、白酒等辛热助阳之品；脾胃虚弱者忌食油炸黏腻、寒冷固硬、不易消化的食物；肾病水肿忌食盐、碱过多的和酸辣太过的刺激食物；疮疡、皮肤病患者忌食鱼虾蟹等腥膻发物及辛辣刺激性食物。

第7节 中药的剂量与用法

一、概　　述

用药量，称为剂量，一般是指每一味药的成人一日量。也有指方剂中药与药之间的比较分量，即相对剂量。

二、影响中药剂量的因素

1. 药物方面

药材质量：质优者药力充足，用量无须过大；质次者药力不足，用量可大一些。

药材质地：花叶类质轻用量宜轻；金石、贝壳类质重用量宜重；鲜品含水分较多，用量宜大。

药物性味：药性较弱、作用温和、药味较淡，用量可稍重；反之，用量宜轻。

有毒无毒：无毒者用量变化幅度可稍大，有毒者应将剂量严格控制在安全范围。

2. 应用方面

配伍：单味药用量较大；入复方时，用量可略小；在复方做主药比做辅药量大。

剂型：同一药物入汤剂用量较作丸、散剂时量要大，因有效成分不能完全溶解。

用药目的：用药目的不同，同一药物的用量可不同。

3. 患者方面

性别、年龄、体质：妇女月经、妊娠期，活血化瘀痛经药用量宜小，老幼、妇女产后及体质虚弱者减少用量，成人及平素体质壮实者用量宜重。

病情：病情轻、病势缓、病程长者用量宜小；反之，用量宜大。

季节与自然环境：因时制宜，因地制宜。

三、中药的用法

1. 煎煮方法

（1）器具：砂锅、瓦罐为好，搪瓷罐次之，忌用铜铁铝锅，以免发生化学反应影响疗效。

（2）用水：多用自来水、井水、蒸馏水，但以水质洁净新鲜为好。

（3）加水量：一般用水量为将饮片适当加压后，液面淹没过饮片约2厘米为宜。质地坚硬、黏稠，或需久煎的药物加水可略多；质地疏松，或有效成分容易挥发，煎煮时间较短的药物，则液面淹没药物即可。

（4）浸泡：多数药物宜冷水浸泡，一般药物可浸泡20～30分钟，以种子、果实为主的药物可浸泡1小时。夏季气温高，浸泡时间不宜过长，以免腐败。

（5）火候及时间：煎一般药宜先武火后文火，即未煮沸前用大火，沸后用小火保持微沸状态，以免药汁溢出或过快熬干。解表药及其他芳香性药物，一般用武火迅速煮沸，改用文火维持10～15分钟左右即可。有效成分不易煎出的矿物类、贝壳类及补益药，一般宜文火久煎，使有效成分充分溶出。

（6）榨渣取汁：汤剂煎煮后应榨渣取汁。

（7）煎煮次数：一般一剂药可煎三次，最少应煎两次，第二煎加水量为第一煎的1/3～1/2。两次煎液去渣滤净混合后分2次服用。

2. 特殊煎法

（1）先煎：需先煎的药物单独煎煮20～30分钟，再放入其他药物同煎。①矿物、贝壳类——因其有效成分难以煎出，宜打碎先煎，如牡蛎、代赭石。②某些有毒药物——经久煎可以减低或消除毒性的药物，如附子、乌头。

（2）后下：其他药物先煎，待他药将煎好时，再放入需后下的药物，煎沸几分钟即可。①芳香药高温久热可使其挥发油散失而降低药效，如薄荷、白豆蔻。②某些药经高温后，有效成分易被破坏而药效下降，如番泻叶开水泡服。

（3）包煎：入药时用纱布包裹入煎。①药材质地过轻，煎煮时易漂浮在药液面上，或成糊状，不便煎煮及服用，如蒲黄、海金沙。②药材为细小种子，又含淀粉，黏液质较多，如车前子、葶苈子。③药材有毛，对咽喉有刺激性，如辛夷、旋覆花。

（4）另煎：某些贵重药材，为避免煎出的有效成分被其他药渣吸附，如人参。

（5）烊化：黏性大而易溶的胶类药材，为避免黏附于其他药渣及锅底，须另行烊化，再与他药兑服，如阿胶。

（6）冲服：入水即化及汁液性药材，宜用煎好的其他药汁或开水冲服，如芒硝、竹沥。

3. 服药方法

（1）服药时间：一般药物，无论饭前或饭后服，服药与进食都应间隔1小时左右，以免影响药物与食物的消化吸收与药效的发挥。

清晨空腹服：峻下逐水药。避免所服药物与食物混合，能迅速入肠中，充分发挥药效。

空腹服：补益药滋腻碍胃。

饭前服：驱虫药、攻下药及其他治疗胃肠道疾病的药物。有利于药物的消化吸收。

饭后服：消食药及对胃肠道有刺激性的药物。充分发挥药效，减少对胃肠道的刺激。

睡前服：安神药、缓下剂。

特殊：涩精止遗药应晚间服一次，截疟药应在疟疾发作前2小时服药，急性病不拘时。

（2）服药多少：一般疾病，多采用每日一剂，每剂分二次或三次服。病情急重者，可每隔4小时左右服一次。发汗药、泻下药，一般以得汗、得下为度，以免汗、下太过，损伤正气。呕吐病人宜小量频服。

（3）服药冷热：一般汤药多宜温服。如治寒证用热药，宜热服，特别辛温发汗解表药用于外感风寒表实证，不仅热服，服药后需温覆衣被或进食热粥取汗。治热病用寒药，如热在胃肠，欲饮冷者可凉服，如热在其他脏腑，不饮冷饮者，仍温服。丸散等固体药剂，除特殊规定，一般宜温开水送服。

第2章 解 表 药

凡以发散表邪、解除表证为主要作用的药物，称为解表药，又叫发表药。其味多辛，辛散轻扬，多入肺、膀胱经，偏行肌表。主要用于外感表证。分为发散风寒药（辛温解表药）和发散风热药（辛凉解表药）。

第1节 发散风寒药

性味多辛温，辛可发散，温可祛寒，以发散风寒为主要作用，主要用于外感风寒所致恶寒发热、无汗或汗出不畅、头痛身痛、口不渴、舌苔薄白、脉浮紧等风寒表证。常用药物如下。

一、麻 黄

【药　　性】辛、微苦，温；归肺经、膀胱经。

【功效主治】

（1）发汗解表：风寒感冒（无汗表实证），与桂枝相须。

（2）宣肺平喘：咳嗽气喘。风寒外束，肺气壅遏者，配杏仁、甘草；寒痰停饮，咳嗽气喘，配细辛、干姜；肺热壅盛，高热喘急，配石膏、杏仁。

（3）利水消肿：风水水肿，配甘草；兼内热及脾虚，配石膏、生姜。

【用法用量】煎服，3～10 g。发汗解表宜生用，止咳平喘多炙用。

【知识点】

（1）发汗解表第一要药，发汗峻药；捣绒可缓和发汗。

（2）风寒表实证要药。

（3）宣肺利尿之要药。

二、桂　　枝

【药　性】辛、甘，温；归心经、肺经、膀胱经。

【功效主治】

（1）发汗解肌：风寒感冒，无汗表实证，配麻黄，有汗表虚证，配白芍。

（2）温通经脉：寒凝血滞诸痛证。如胸阳不振，心脉瘀阻，胸痹心痛，配枳实、薤白；血寒瘀阻，经闭腹痛，配当归、吴茱萸；风寒湿痹，肩臂疼痛，配附子。

（3）助阳化气：痰饮、蓄水证（咳嗽气喘，水肿小便不利），配茯苓、猪苓、泽泻、白术；心悸，配甘草、党参。

【用法用量】煎服，3～10 g。

【知识点】外感风寒之无汗表实证和有汗表虚证均可使用。

三、紫　　苏

【药　性】辛，温；归肺经、脾经。

【功效主治】

（1）发汗解表：风寒感冒。兼气滞，配香附、陈皮；兼痰多，配杏仁、桔梗。

（2）行气宽中：脾胃气滞，胸闷呕吐，配藿香、陈皮。

（3）解鱼蟹毒：鱼蟹中毒，腹痛腹泻，单用煎汤，或配生姜、陈皮。

【用法用量】煎服，3～10 g。不宜久煎。

【附　药】紫苏梗：宽胸利膈，顺气安胎。用于胸腹气滞、痞闷作胀及胎动不安、胸胁胀痛等。

四、生　姜

【药　性】辛，温；归肺经、脾经、胃经。

【功效主治】

（1）解表散寒：风寒感冒轻证，单煎加红糖，或配葱白煎服。

（2）温中止呕：胃寒呕吐，配半夏；胃热呕吐，配黄连、竹茹。

（3）温肺止咳：肺寒咳嗽，配杏仁、紫苏。

（4）解毒：解半夏、天南星及鱼蟹毒。

【用法用量】煎服，3～10 g，或捣汁服。

【知　识　点】呕家圣药。生姜皮（行水消肿，用于水肿，小便不利），生姜汁（功同生姜，偏于开痰止呕，3～10滴，冲服）。

五、香　薷

【药　性】辛，微温；归肺经、脾经、胃经。

【功效主治】

（1）发汗解表、化湿和中：阴暑证，夏月乘凉饮冷，外感风寒，内伤暑湿，恶寒发热、头痛无汗、呕吐腹泻，配厚朴、扁豆。

（2）利水消肿：小便不利及脚气水肿，单用或配白术。

【用法用量】煎服，3~10 g。利水消肿浓煎。

【知　识　点】夏月麻黄。

六、荆　芥

【药　性】辛，微温；归肺经、肝经。

【功效主治】

（1）祛风解表：外感表证，风寒风热皆可，风寒者，配防风、羌活；风热者，配银花、连翘。

（2）透疹消疮：小儿麻疹不透，配蝉蜕、薄荷；风疹瘙痒，湿疹瘙痒，配苦参、防风；疮疡初起兼表证，配羌活、银花。

（3）炒炭止血：各种出血症。血热妄行，吐衄血，配生地、白茅根；便血、痔血，配地榆、槐花；妇女崩漏下血，配棕榈炭、血余炭。

【用法用量】煎服，3~10 g，不宜久煎。发表透疹消疮宜生用，止血宜炒用。

【附　　药】荆芥穗：解表散风，透疹，消疮。更长于祛风。

七、防　　风

【药　　性】辛、甘，微温；归膀胱经、肝经、脾经。

【功效主治】

（1）祛风解表：外感表证，风疹瘙痒。风寒表证，头痛身痛、恶风寒者，配荆芥、羌活；外感风湿，头重如裹、身重肢痛，配羌活、藁本；风热表证，发热恶风、咽痛微咳，配薄荷、蝉蜕。风疹瘙痒，配苦参、荆芥。

（2）胜湿止痛：风湿痹痛，配羌活、桂枝。

（3）止痉：破伤风证，配天麻、天南星。

（4）止泻：腹痛泄泻，配陈皮、白芍。

【用法用量】煎服，3～10 g。炒用止泻，炒炭用治肠风下血。

八、羌　　活

【药　　性】辛、苦，温；归膀胱经、肾经。

【功效主治】

（1）发散风寒：风寒感冒，配防风、细辛；风寒感冒夹湿，配独活、苍术。

（2）胜湿止痛：风寒湿痹，肩臂疼痛，配防风、姜黄；头痛，配藁本、川芎。

【用法用量】煎服，3～10 g。

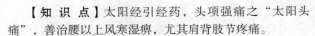

【知 识 点】太阳经引经药，头项强痛之"太阳头痛"，善治腰以上风寒湿痹，尤其肩背肢节疼痛。

九、白　　芷

【药　　性】辛，温；归肺经、胃经。

【功效主治】

（1）祛风散寒：风寒感冒，配荆芥、防风。

（2）通窍止痛：鼻渊，配苍耳子、辛夷；阳明头痛，配伍川芎；齿痛，配伍细辛；风湿痹痛，配羌活、独活。

（3）消肿排脓：疮痈肿毒，配伍金银花、穿山甲。

（4）燥湿止带：带下，寒湿带下多配白术，湿热带下配伍黄柏。

【用法用量】煎服，3～10 g。外用适量。

【知 识 点】阳明经引经药，治头痛、眉棱骨痛、牙痛、鼻渊要药。

十、细　　辛

【药　　性】辛，温；有小毒；归肺经、肾经、心经。

【功效主治】

（1）祛风解表：风寒感冒，配防风、羌活；阳虚外感风寒，配麻黄。

（2）散寒止痛：头痛，配独活、川芎；单用治风冷牙痛；风湿痹痛，配防风、独活。

（3）通窍：鼻渊，配白芷、苍耳子。

（4）温肺化饮：肺寒咳嗽，配麻黄、干姜。

【用法用量】煎服1～3 g，入丸散剂，0.5～1 g。反藜芦。

【知识点】少阴经引经药。善治达表入里阴经之风寒。

十一、藁　本

【药　性】辛，温；归膀胱经、肝经。

【功效主治】

（1）发散风寒：风寒感冒，巅顶头痛，配羌活、苍术；外感风寒湿邪，一身尽痛，配防风、独活。

（2）胜湿止痛：风寒湿痹，配防风、威灵仙。

【用法用量】煎服，3～10 g。

【知识点】善于走窜，上达巅顶，以散太阳经风寒湿邪见长，乃治巅顶剧痛首选。

十二、苍　耳　子

【药　性】辛、苦，温；有小毒；归肺经。

【功效主治】

（1）祛风解表：风寒感冒，配防风、白芷。

（2）除湿止痛：风湿痹痛，单用，或配秦艽、萆薢。

（3）宣通鼻窍：鼻渊，配白芷、辛夷。

【用法用量】煎服，3～10 g。或入丸散。

【知识点】治鼻渊要药。血虚头痛不宜服，过量服用易中毒。

十三、辛　夷

【药　性】辛，温；归肺经、胃经。

【功效主治】

（1）发散风寒：风寒感冒，配川芎、防风。

（2）宣通鼻窍：鼻渊，配白芷、细辛、苍耳子。

【用法用量】煎服，3~9g。本品有毛刺激咽喉，内服宜用纱布包煎。外用适量。

【知 识 点】鼻渊头痛要药。治风寒头痛、鼻塞佳品。

第2节　发散风热药

性味多辛凉，辛可发散，凉可祛热，以发散风热为主要作用，主要用于外感风热所致发热、微恶风寒、咽干口渴、头痛目赤、舌苔薄黄、脉浮数等风热表证。常用药物如下。

一、薄　荷

【药　性】辛，凉；归肺经、肝经。

【功效主治】

（1）发散风热：风热感冒，温病初起，配金银花、连翘、荆芥。

（2）清利头目、利咽：风热上攻，头痛目赤，配桑叶、蔓荆子；热风壅盛，咽喉肿痛咳嗽气喘，配桔梗、生甘草。

（3）透疹：风疹瘙痒，配防风、苦参；麻疹初起，疹出不畅，配蝉蜕、牛蒡子。

（4）疏肝行气：肝郁气滞，胸闷胁痛，配柴胡、白芍。

【用法用量】煎服，3～6 g；宜后下。

【知 识 点】薄荷叶长于发汗解表，薄荷梗长于理气。

二、牛 蒡 子

【药　　性】辛，苦，寒；归肺经、胃经。

【功效主治】

（1）疏散风热：风热感冒，温病初起，配金银花、连翘。

（2）利咽散结：咽喉肿痛，配薄荷、桔梗；痄腮喉痹，配板蓝根、黄芩。

（3）宣肺透疹：风热咳嗽，配前胡；麻疹不透，风疹瘙痒，配薄荷。

（4）解毒消肿：痈肿疮毒，配大黄、栀子；丹毒，配黄连、玄参。

【用法用量】煎服，3～10 g。炒用寒性略减，入汤剂宜捣碎。

三、蝉　　蜕

【药　　性】甘，寒；归肺经、肝经。

【功效主治】

（1）疏散风热：风热感冒，温病初起，配薄荷、牛蒡子、金银花。

（2）透疹止痒：麻疹不透，风疹瘙痒，配荆芥、防风、升麻。

（3）祛风止痉：小儿夜啼，如止啼散；急慢惊风，配牛黄、黄连；破伤风，轻证可单用，重证配天麻、僵蚕、全蝎。

（4）明目退翳：目赤肿痛，翳障，配决明子、菊花。

【用法用量】煎服，3～10 g，或单味研末冲服。一般病证用量宜小，止痉需大量。

【知 识 点】孕妇慎用。

四、桑　　叶

【药　　性】苦、甘、寒；归肺经、肝经

【功效主治】

（1）疏散风热：风热感冒，温病初起，配菊花、金银花、连翘。

（2）平肝明目：肝阳上亢，眩晕头痛，配菊花、石决明；肝火上攻，目赤昏花，配菊花、蝉蜕。

（3）润肺止咳：肺热燥咳，轻者配杏仁、贝母，重者配石膏、麦冬。

（4）凉血止血：血热妄行吐衄咯血，单用或配大蓟、小蓟。

【用法用量】煎服，5～10 g，或入丸散。外用煎水洗眼。蜜制能增强润肺止咳的作用，故肺燥咳嗽多蜜制。

五、菊　花

【药　性】辛、甘、苦，微寒；归肺经、肝经。

【功效主治】

（1）疏散风热：风热感冒，温病初起，配桑叶、金银花。

（2）平抑肝阳：肝阳上亢，眩晕头痛，配石决明、珍珠母。

（3）清肝明目：目赤昏花，配桑叶、决明子。

（4）清热解毒：疔疮肿毒，配金银花、生甘草。

【用法用量】煎服，10～15 g。疏散风热多用黄菊花（杭菊花），平肝明目多用白菊花（滁菊花）。

【知　识　点】疏散风热要药。善平抑肝阳，治肝阳上亢。尤善解疔毒。

六、蔓　荆　子

【药　性】辛、苦，微寒；归膀胱经、肝经、胃经。

【功效主治】

（1）疏散风热：风寒感冒，配菊花、薄荷；头痛头风，配钩藤。

（2）清利头目：目赤肿痛，目昏多泪，配菊花、蝉蜕。

（3）祛风止痛：风湿痹痛，配羌活、独活。

【用法用量】煎服，5～10 g。

【知 识 点】善治风热所致头面诸证。

七、柴　　胡

【药　　性】苦、辛，微寒；归肝经、胆经。

【功效主治】

（1）疏散退热：寒热往来等半表半里之少阳证，配黄芩；感冒发热，配葛根、黄芩。

（2）清胆截疟：疟疾寒热，配常山、草果。

（3）疏肝解郁：鼻渊，配白芷、苍耳子；肝郁气滞，月经不调、胸胁疼痛，配当归、芍药。

（4）升举阳气：气虚下陷，脱肛、子宫下垂等，配升麻、黄芪。

【用法用量】煎服，3～10 g。和解退热宜生用，疏肝解郁宜醋制，行血调经宜酒炙，骨蒸劳热用鳖血拌炒。

【知 识 点】少阳经引经药。善治少阳头痛等少阳证要药。治肝气郁结要药。

八、升　　麻

【药　　性】辛、甘，微寒；归肺经、脾经、大肠经。

【功效主治】

（1）发表透疹：风热上攻，阳明头痛，配黄芩、石膏；外感风热夹湿之头面巅顶痛甚之雷头风，配苍术、薄荷；麻疹不透，配葛根。

（2）清热解毒：阳明热毒所致胃火牙痛、头痛、口舌生疮等，配石膏、黄连；牙龈肿痛，痄腮丹毒，配黄芩、黄连；温毒发斑，配石膏、大青叶。

（3）升举阳气：中气下陷证，配柴胡、黄芪、人参。

【用法用量】煎服，3～10 g。发表透疹、清热解毒生用，升举阳气固脱制用。

【知 识 点】尤善清阳明热毒。升阳力强，升阳举陷要药。

九、葛　　根

【药　　性】甘、辛，凉；归肺经、胃经。

【功效主治】

（1）解肌退热：外感表证，配柴胡、黄芩；项背强痛，配桂枝、白芍。

（2）透发麻疹：麻疹不透，配升麻、芍药，或配薄荷、牛蒡子。

（3）生津止渴：热病口渴，配芦根、天花粉；消渴，配麦冬、生地。

（4）升阳止泻：热泻热痢，配黄芩、黄连；脾虚泄泻，配白术、人参。

【用法用量】煎服，10～15 g。退热生津宜生用，升阳止泻宜煨用。

【知 识 点】治表证发热无汗、头痛、项强主药。善升发清阳，鼓舞脾胃清阳之气。葛花善解酒毒，醒脾和胃。

十、淡豆豉

【**药　　性**】苦、辛，凉；归肺经、胃经。

【**功效主治**】

（1）解表：外感表证。外感风热，温病初起，配金银花、连翘；风寒感冒，配葱白、桔梗。

（2）除烦：胸中烦闷，虚烦不眠，配栀子。

【**用法用量**】煎服，10～15 g。以桑叶、青蒿发酵者多用治外感风热，热病胸中烦闷，以麻黄、紫苏发酵者，多用治风寒感冒。

第3章 清 热 药

凡以清解里热、治疗里热证为主要作用的药物，称为清热药。药性寒凉，沉降入里，具有清热泻火、燥湿、凉血、解毒及清虚热等功效。主要用于表邪已解、里热炽盛，而无积滞的里热病证，如外感热病、高热烦渴、湿热泻痢、温毒发斑，痈肿疮毒及阴虚发热等。分为清热泻火药、清热燥湿药、清热凉血药、清热解毒药和清虚热药五类。

第1节 清热泻火药

性味多苦寒或甘寒，清热力较强，以清泄气分邪热为主，主要用于热病邪入气分而见高热、口渴、汗出、烦躁，甚或神昏谵语、舌红苔黄、脉洪大等气分实热证。常用药物如下。

一、石 膏

【药 性】辛、甘，大寒，归肺经、胃经。

【功效主治】

（1）清热泻火：温热病气分实热证，配知母；肺热喘咳，配麻黄、杏仁；胃火牙痛、头痛、牙龈肿痛等，配升麻、黄连。

（2）除烦止渴：热病烦渴，常与知母相须。

（3）收敛生肌：疮疡溃烂，久溃不敛，湿疹浸淫，水火烫伤等，配黄连、青黛等研粉外用。

【用法用量】煎服，15～60 g。宜打碎先煎。内服宜生用，外用宜火煅研末。

【知　识　点】清热泻火首药，有"温病气分实热非此不能除"之说；清泻肺胃二经气分实热要药。

二、知　　母

【药　　性】苦、甘、寒，归肺经、胃经、肾经。

【功效主治】

（1）清热泻火：热病烦渴，配石膏；肺热咳嗽，阴虚燥咳，配贝母、瓜蒌、杏仁；骨蒸潮热，配黄柏、生地。

（2）滋阴润燥：阴虚消渴，配天花粉、葛根；肠燥便秘，配当归。

【用法用量】煎服，6～12 g。清热泻火宜生用，滋阴降火宜盐水炙用。

【知　识　点】上能清肺润肺，中能泻胃生津，下能滋肾降火。温病气分壮热证要药。

三、芦　　根

【药　　性】甘、寒；归肺经、胃经。

【功效主治】

（1）清热生津：热病烦渴，配天花粉、麦冬；肺热咳嗽，配桑叶、菊花；肺痈吐脓，配薏苡仁、冬瓜仁。

（2）除烦止呕：胃热呕逆，配竹茹、姜汁。

（3）利尿：小便短赤、热淋涩痛，配白茅根、车前子。

（4）疏肝行气：肝郁气滞，胸闷胁痛，配柴胡、白芍。

【用法用量】煎服，15～30 g，鲜品30～60 g。鲜芦根清热生津、利尿之效佳，干芦根则次之。

【知识点】善清泄肺胃之热而止咳、止呕。清热胜于天花粉，生津逊于天花粉。

四、天 花 粉

【药　　性】甘、微苦，微寒；归肺经、胃经。

【功效主治】

（1）清热生津：热病烦渴，配芦根、麦冬；内热消渴，配葛根、山药；肺热燥咳，配天冬、麦冬。

（2）消肿排脓：痈肿疮毒（初起或脓成），配金银花、白芷、穿山甲。

【用法用量】煎服，10～15 g。

【知识点】善清肺胃热且又滋养胃阴。孕妇忌服。反乌头。

五、淡 竹 叶

【药　　性】甘、淡，寒；归心经、胃经、小肠经。

【功效主治】

（1）利尿：口疮尿赤，配滑石、白茅根；水肿尿少，配泽泻、益母草；黄疸尿赤，配茵陈、黄芩。

（2）清热除烦：热病伤津，心烦烦渴，配芦根、石膏。

【用法用量】煎服，10～15 g。

【知识点】以清热利尿见长。

六、栀 子

【药 性】苦，寒；归心经、肝经、肺经、胃经、三焦经。

【功效主治】

（1）清热利湿：湿热黄疸，配茵陈、大黄。

（2）泻火除烦：热病心烦，配淡豆豉；三焦火热毒盛证，配黄芩、黄连、黄柏。

（3）凉血解毒：血热吐衄，配白茅根、侧柏叶。

（4）消肿止痛：热毒疮疡，配金银花、连翘、蒲公英。

【用法用量】煎服，3～10 g。果皮偏于达表而去肌肤之热，种子偏于走里而清内热。生用走气分泻火，炒黑入血分而止血。外用消肿止痛。

【知识点】善清三焦火邪，尤善清心，热病烦闷要药。

七、夏 枯 草

【药 性】苦、辛，寒；归肝经、胆经。

【功效主治】

（1）清肝明目：肝火上炎，目赤肿痛，头痛眩晕，配菊花、决明子；肝阴不足，目珠疼痛，夜甚，配当归、枸杞子。

（2）消肿散结：肝郁化火所致瘰疬、瘿瘤，治瘰疬，配贝母、牡蛎；治瘿瘤，配海蛤壳、昆布。

【用法用量】煎服，10～15 g，或熬膏服。

【知识点】善清肝火，治肝火目赤、目珠疼痛要药。现代常用于高血压病属肝热、阳亢者，有清肝降压之效。

八、决 明 子

【药　　性】苦、甘、咸，微寒；归肝经、肾经、大肠经。

【功效主治】

（1）清肝明目：肝经实火，目赤肿痛，畏光多泪，配夏枯草、栀子；风热上攻，头痛目赤，配菊花、桑叶；肝肾阴亏，目暗不明，配枸杞子、沙苑子。

（2）润肠通便：内热肠燥，大便秘结，配火麻仁、瓜蒌仁。

【用法用量】煎服，10～15 g。通便不宜久煎。

【知识点】明目佳品。

第2节　清热燥湿药

性味多苦寒，苦能燥湿，寒能清热，燥湿力强，主要用于湿热证及火热证，如湿热或暑温夹湿，湿热壅结，气机不畅，症见身热不扬、脘腹痞闷、小便短赤、舌苔黄腻；若湿热蕴结脾胃，升降失常，症见脘腹胀满、呕吐、泻痢；若湿热壅滞大肠，传导失职，症见泄泻、痢疾、痔疮肿痛；若湿热蕴蒸肝胆，症见黄疸尿赤、胁肋胀痛、耳肿流脓；若湿热下注，症见带下色黄，或热淋涩痛；若湿热流注关节，症见关节红肿热痛；若湿热浸淫肌肤，则症见湿疹、湿疮。常用药物如下。

一、黄　芩

【药　　性】苦，寒；归肺经、胃经、胆经、大肠经。

【功效主治】

（1）清热燥湿：湿温暑湿，配滑石、白豆蔻；湿热中阻，配黄连、干姜；湿热泻痢，配葛根、黄连；湿热黄疸，配茵陈。

（2）泻火解毒：肺热咳嗽，配知母、桑白皮；外感热病，配栀子、大黄；少阳往来寒热，和解少阳，如小柴胡汤；痈肿疮毒、咽喉肿痛，配银花、连翘、牛蒡子。

（3）凉血止血：血热吐衄等出血证，配白茅根、三七。

（4）除热安胎：胎热不安，配白术、当归。

【用法用量】煎服，3～10 g。清热多生用，安胎多炒用，止血多炒炭用。酒炒清上焦热，猪胆汁炒清肝胆热。枯芩善清肺火，条芩善清大肠之火，泻下焦湿热。河北产的为佳品。

【知 识 点】善清中上焦湿热及肺火，治湿温暑湿、胸脘痞闷及肺热咳嗽要药。

二、黄　　连

【药　　性】苦，寒；归心经、肝经、胃经、大肠经。

【功效主治】

（1）清热燥湿：胃肠湿热，配黄芩、干姜；湿热泻痢呕吐，腹痛者配木香，若身热配葛根、黄芩，若下痢脓血配当归、白芍；皮肤湿疮，耳道疖肿、耳道流脓，眼目红肿，外用。

（2）泻火解毒：三焦热盛，高热烦躁，配黄芩、黄柏、栀子；热盛伤津，心烦不眠，配黄连、阿胶；心火亢盛，迫血妄行，配黄芩、大黄；胃火炽盛呕吐，配竹茹、半夏；肝火犯胃，配吴茱萸。痈肿疔毒，配连翘子、栀子。

【用法用量】煎服，2～10 g；研末吞服1～1.5 g，每日3次。外用适量。姜汁炙用清胃止呕，降低寒性宜炒用，酒炙清上焦火，猪胆汁炒泻肝胆实火。四川产的为佳品。

【知 识 点】善清中焦湿热，湿热泻痢要药，且善清心火、泻胃火。

三、黄　　柏

【药　　性】苦，寒；归肾经、膀胱经、大肠经。

【功效主治】

（1）清热燥湿：湿热带下，配山药、芡实；热淋，配滑石、车前子；湿热泻痢，配白头翁；湿热黄疸，配栀子；湿疹湿疮，阴痒阴肿，配苦参、蛇床子，内服外洗均可。

（2）泻火解毒：疮疡肿毒，内服外用均可，内服配黄连、栀子。

（3）退虚热：阴虚发热，盗汗遗精，配知母、熟地、龟板。

【用法用量】煎服，5～10 g，或入丸散。外用适量。清热燥湿、泻火解毒生用；退虚热盐水炙用。

【知识点】善清下焦湿热。善清相火，退虚热，为实热、虚热两清之品。

四、龙　胆　草

【药　性】苦，寒；归肝经、胆经、膀胱经。

【功效主治】

（1）清热燥湿：湿热下注，带下湿疹，阴肿阴痒，配黄柏、苦参；肝胆湿热，黄疸，尿赤，配茵陈、栀子、黄柏。

（2）泻肝胆火：肝火头痛、目赤耳聋、口苦胁痛，配柴胡、黄芩；肝经热盛，热极生风致惊风抽搐，配钩藤、牛黄。

【用法用量】煎服，3～10 g。外用适量。

【知识点】善清泻肝胆及下焦湿热，又善清泻肝胆实火。

五、秦　皮

【药　性】苦、涩，寒；归大肠经、肝经、胆经。

【功效主治】

（1）清热燥湿、解毒、止痢、止带：热毒泻痢，里急后重，配黄连、白头翁；湿热下注，赤白带下，配牡丹皮、当归。

（2）明目：肝经郁热，目赤肿痛，目生翳膜，配菊花、黄连。

【用法用量】煎服，3～12 g。外用适量。

六、苦　参

【药　性】苦，寒；归心经、肝经、胃经、大肠经、膀胱经。

【功效主治】

（1）清热燥湿：湿热泻痢，单用或配木香；湿热黄疸尿赤，配栀子、龙胆草；湿热便血，肠风下血，痔疮出血，配生地。

（2）杀虫：带下阴痒，湿疹，配黄柏、蛇床子。

（3）利尿：湿热小便不利，配石韦、蒲公英。

【用法用量】煎服，3～10 g。外用适量。

【知识点】善除下焦湿热。善祛风杀虫止痒，为诸多皮肤顽疾所常用。

七、白 鲜 皮

【药　　性】苦，寒；归脾经、胃经。

【功效主治】清热燥湿、解毒祛风。湿热疮毒，配苍术、苦参；湿疹、疥癣，皮肤瘙痒，配苦参、地肤子、防风，内服外洗均可；黄疸尿赤，配茵陈；风湿热痹，配苍术、黄柏。

【用法用量】煎服，6～10 g。外用适量。

【知 识 点】皮肤病常用药。

第3节　清热解毒药

性寒凉，清热泻火之中更长于解毒，主要用于痈肿疔疮、丹毒、瘟毒发斑、痄腮、咽喉肿痛、热毒下痢、虫蛇咬伤、癌肿、水火烫伤以及其他急性热病等。常用药物如下。

一、金 银 花

【药　　性】甘，寒；归肺经、心经、胃经。

【功效主治】

（1）清热解毒：痈肿疔疮，初起红肿热痛者，单煎或配皂角刺、白芷；坚硬根深者，配紫花地丁、蒲公英。肠痈腹痛，配当归、地榆。肺痈咳吐脓血，配鱼腥草、芦根。热毒血痢，单煎，亦可黄芩、黄连、白头翁。

（2）疏散风热：外感风热，温病初起，配连翘、薄荷；热入营血，配生地、黄连。

【用法用量】煎服，10~15 g。

【知 识 点】治一切痈肿疔疮阳证的要药。忍冬藤性味功效与金银花相似，又善通利经络。

二、连　　翘

【药　　性】苦，微寒；归肺经、心经、胆经。

【功效主治】

（1）清热解毒、消痈散结：痈肿疮毒，配金银花、蒲公英；瘰疬痰核，配夏枯草、玄参。

（2）疏散风热：外感风热，温病初起，配金银花、薄荷；热入营血，配玄参、牡丹皮；热入心包，配麦冬、莲子心。

【用法用量】煎服，6~15 g。

【知 识 点】疮家圣药。善清心火。诚为清疏兼能、表里气血两清之品。

三、蒲　公　英

【药　　性】苦、甘、寒；归肝经、胃经。

【功效主治】

（1）清热解毒、消痈散结：痈肿疔毒，配野菊花、紫花地丁；乳痈肿痛，单用或配金银花、牛蒡子；肠痈，配大黄、牡丹皮；肺痈吐脓，配鱼腥草、芦根。

（2）利湿通淋：热淋涩痛，配白茅根、金钱草；湿热黄疸，配茵陈、栀子。

【用法用量】煎服，10~30 g。外用适量。

【知 识 点】尤善消乳痈。

四、紫花地丁

【药　　性】苦、辛，寒；归心经、肝经。

【功效主治】清热解毒、消痈散结。痈肿疔疮、丹毒，单用捣汁内服，配金银花、蒲公英；乳痈，配蒲公英；肠痈，配大黄、红藤。毒蛇咬伤，鲜品捣汁内服。

【用法用量】煎服，15～30 g。外用适量。

【知 识 点】适用于热毒炽盛之内外诸痈肿，为治疗疮要药。解蛇毒。

五、野 菊 花

【药　　性】苦、辛，寒；归肺经、肝经。

【功效主治】清热解毒：痈疽疔疮、丹毒，单用或配野菊花、紫花地丁；热毒上攻之咽喉肿痛，风火赤眼，配蒲公英、紫花地丁、金银花、夏枯草；内服并煎汤外洗以治湿疹。

【用法用量】煎服，10～18 g。外用适量。

六、穿 心 莲

【药　　性】苦，寒；归肺经、胃经、大肠经、小肠经。

【功效主治】

（1）清热解毒：外感风热或温病初起，配金银花、连翘；肺热咳嗽气喘，配黄芩、桑白皮；肺痈咳吐脓痰，配鱼腥草。

（2）燥湿消肿：湿热泻痢，配马齿苋、黄连；热淋涩痛，配车前子、白茅根；湿疹瘙痒，研末后甘油调涂。痈肿疮毒、蛇虫咬伤，单用或配金银花、野菊花。

【用法用量】煎服，3～6 g。多作丸、散、片剂。外用适量。

【知 识 点】尤善清肺。煎剂易致呕吐。解蛇毒。

七、大 青 叶

【药　　性】苦、咸，大寒；归心经、肺经、胃经。

【功效主治】清热解毒、凉血消斑：热入营血，温病发斑，配栀子；风热表证，温病初起，配金银花、连翘；喉痹口疮，鲜品捣汁，或配玄参、山豆根；丹毒痈肿，鲜品捣烂外敷，或配蒲公英、紫花地丁内服。

【用法用量】煎服干品10～15 g，鲜品30～60 g。外用适量。

【知 识 点】善解心胃二经实火热毒，又善解瘟疫时毒，具表里两清之效。

八、板 蓝 根

【药　　性】苦，大寒；归心经、胃经。

【功效主治】清热解毒、凉血利咽。温病发热、头痛、喉痛，或温毒发斑、痄腮、痈肿疮毒、丹毒、大头瘟等多种热毒炽盛证，配连翘、金银花、荆芥、玄参、牛蒡子。

【用法用量】煎服，10～15 g。

九、青　黛

【药　性】咸，寒；归肝经、肺经、胃经。

【功效主治】

（1）清热解毒、凉血发斑。温毒发斑，配生地、牡丹皮；血热妄行的吐血、衄血配生地、牡丹皮、白茅根；疖腮喉痹，配冰片少许，或配黄芩、板蓝根；火毒疮疡，配蒲公英、金银花。

（2）清肝泻火：咳嗽胸痛，痰中带血，配海蛤粉，重者配瓜蒌、牡丹皮。

（3）定惊：暑热惊痫，配甘草、滑石；小儿惊风抽搐，配钩藤、牛黄。

（4）除热安胎：胎热不安，配白术、当归。

【用法用量】不入煎剂，内服1.5～3 g，难溶于水，一般作散剂冲服，或入丸散。外用适量。

【知　识　点】治热毒发斑要药。

十、贯　众

【药　　性】苦，微寒，有小毒；归肝经、脾经。

【功效主治】

（1）清热解毒：风热感冒，单用，或配桑叶；温热病发斑，以及疖腮，配板蓝根、大青叶。

（2）杀虫：可杀绦虫、钩虫、蛔虫等多种寄生虫病。

（3）凉血止血：血热吐血、衄血、便血、崩漏等，配侧柏叶、白茅根。

【用法用量】煎服，10～15 g。清热解毒生用，凉血止血炒炭，杀虫绦虫、蛔虫等肠寄生虫多生用。

【知 识 点】对风热感冒有防治双重作用。

十一、鱼 腥 草

【药　　性】辛，微寒；归肺经。

【功效主治】

（1）清热解毒、消痈排脓。痰热壅肺，发为肺痈，配桔梗、芦根；肺热咳嗽，配黄芩、贝母；热毒疮疡，配野菊花、蒲公英，亦可单用鲜品捣烂外敷。

（2）利尿通淋：湿热淋证，配车前子、白茅根。

【用法用量】煎服，15～30 g。不宜久煎。外用适量。

【知 识 点】为治肺痈吐脓，肺热咳嗽要药。

十二、败 酱 草

【药　　性】辛、苦，微寒；归胃经、大肠经、肝经。

【功效主治】

（1）清热解毒、消痈排脓。肠痈脓已成，配薏苡仁、附子；肠痈初起，腹痛便秘，配金银花、蒲公英；肺痈咳吐脓血，配鱼腥草、芦根；痈肿疮毒，配金银花、连翘。

（2）祛瘀止痛：产后瘀阻腹痛，单用，或配五灵脂、香附。

【用法用量】煎服，6~15 g。外用适量。

【知 识 点】治肠痈要药。

十三、射　　干

【药　　性】苦，寒；归肺经。

【功效主治】

（1）清热解毒：咽喉肿痛，单用捣汁含咽，亦可与黄芩、桔梗、甘草合用。

（2）祛痰利咽：痰盛咳喘，配桑白皮、桔梗、细辛、生姜。

【用法用量】煎服，6~10 g。

【知 识 点】善清肺火、利咽喉，治咽喉肿痛要药。善祛痰。

十四、山　豆　根

【药　　性】苦，寒；归肺经、胃经。

【功效主治】清热解毒、利咽消肿。热毒蕴结，咽喉肿痛，轻者单用水煎服或含漱，重者配玄参、板蓝根；牙龈肿痛，单用煎汤漱口，或配石膏、黄连、升麻。

【用法用量】煎服，3~10 g。外用适量。

【知 识 点】热毒咽痛第一要药。北豆根清热解毒，祛风止痛。

十五、白　头　翁

【药　　性】苦，寒；归胃经、大肠经。

【功效主治】清热解毒、利咽消肿。热毒血痢，可单用水或配黄连、黄柏、秦皮。

【用法用量】煎服，6~15 g。外用适量。

【知 识 点】尤善清大肠湿热及血分热毒，治热毒血痢良药。治痢之专药。

十六、白花蛇舌草

【药　　性】微苦、甘，寒；归胃经、大肠经、小肠经。

【功效主治】

（1）清热解毒：痈肿疮毒，单用，内服外用均可，也可配金银花、连翘；肠痈腹痛，配红藤、牡丹皮；咽喉肿痛，配黄芩、玄参；毒蛇咬伤，单用，配半枝莲、紫花地丁。

（2）利湿通淋：热淋涩痛，配半枝莲、车前草。

【用法用量】煎服，15~60 g。外用适量。

第4节　清热凉血药

多为甘苦咸寒之品，咸能入血，寒能清热，多归心、肝经。心主血，肝藏血，本类药具有清解营分、血分热邪的作用，主要适用于营分、血分实热证。如温热病热入营分，热灼营阴，心神被扰，症见舌绛、身热夜甚、心烦不寐，脉细数，甚则神昏谵语、斑疹隐隐；邪陷心包，神昏谵语、舌蹇肢厥、舌质红绛；热入血分，热盛迫血，心神扰乱，症见舌色深绛、吐血衄血、尿血便血、斑疹紫暗、躁扰不宁，甚或昏狂。亦可用于其他疾病引起的血热出血证。常用药物如下。

一、生　地　黄

【药　　性】甘、苦，寒；归心经、肝经、肾经。

【功效主治】

（1）清热凉血：温热病热入营血，口干舌绛，配玄参；温病后期，余热未尽，阴液已伤，夜热早凉，配鳖甲、青蒿。血热吐衄、便血崩漏，配鲜荷叶、生艾叶；温热病热入营血，血热毒盛，吐血衄血，斑疹紫黑，配芍药、牡丹皮。

（2）养阴生津：津伤口渴，内热消渴，配山药、生黄芪；温病伤阴，肠燥便秘，配玄参、麦冬。

【用法用量】煎服，10～30g。鲜品加倍，或捣汁入药。鲜生地味甘苦性大寒，作用与干地黄相似，滋阴之力稍逊，但清热生津，凉血止血之力较强。

【知识点】清热凉血要药。

二、玄　　参

【药　　性】苦、甘、咸，寒；归肺经、胃经、肾经。

【功效主治】

（1）清热凉血：温病热入营分，配生地、麦冬；温病邪陷心包，配麦冬、连翘；温热病气血两燔，发斑发疹，配石膏、知母。

（2）滋阴解毒：外感瘟毒之咽喉肿痛，大头瘟，配薄荷、连翘；瘰疬痰核，配贝母、生牡蛎；疮疡肿毒，配金银花、连翘。

【用法用量】煎服，10～15 g。

【知 识 点】善泄营血之热。

三、牡 丹 皮

【药　　性】苦、辛，寒；归心经、肝经、肾经。

【功效主治】

（1）清热凉血：斑疹吐衄，配生地、赤芍；温邪伤阴，阴虚发热，配鳖甲、生地黄。

（2）活血散瘀：血滞经闭，痛经癥瘕，跌打损伤，配桃仁、赤芍。痈肿疮毒，配金银花、连翘；肠痈初起，配大黄、桃仁。

【用法用量】煎服，6～12 g。清热凉血生用，活血散瘀酒炒用，止血炒炭用。

【知 识 点】有凉血不留瘀、活血不动血的特点。善于清中有透，入阴分清虚热，治无汗骨蒸佳品。

四、赤　　芍

【药　　性】苦，微寒；归肝经。

【功效主治】

（1）清热凉血：温病热入营血，斑疹吐衄，配生地、牡丹皮；目赤翳障，配菊花、夏枯草。

（2）祛瘀止痛：血热瘀滞，闭经痛经，配益母草、丹参；血瘀癥瘕，配牡丹皮、桃仁；跌打损伤、瘀肿疼痛，配乳香、没药；热毒壅盛，痈肿疮毒，配金银花、连翘。

【用法用量】煎服，6～15 g。

【知 识 点】专归肝经，善走血分。治热毒血滞之斑疹、麻疹要药。淤血阻滞所致诸证良药。反藜芦。

五、水　牛　角

【药　　性】咸，寒；归心经、肝经、胃经。

【功效主治】

（1）清热凉血：温热病热入血分，壮热不退，神昏谵语等，配生地、玄参；血热妄行，吐血、衄血，配生地、牡丹皮。

（2）解毒定惊：高热烦躁，痉厥抽搐，配羚羊角、石膏。

【用法用量】6～15 g，研碎先煎，亦可研末冲服。

【知 识 点】善清泄营血之热。

六、紫　　草

【药　　性】甘，寒；归心经、肝经。

【功效主治】凉血活血、解毒透疹。温毒发斑，斑疹紫黑，配赤芍、蝉蜕；麻疹紫暗，疹出不畅，兼有咽喉肿痛者，配牛蒡子、山豆根，本品单煎，或配甘草、绿豆水煎服，可预防麻疹；痈疽疮疡，湿疹阴痒，水火烫伤，单用或配当归、白芷，外敷。

【用法用量】煎服，3~10 g。外用适量熬膏或用油浸液涂擦。

第5节　清虚热药

药性寒凉，入阴分，以清虚热、退骨蒸为主要作用。主要适用于肝肾阴虚，虚火内扰所致的骨蒸潮热、午后发热、手足虚热、虚烦不眠、盗汗遗精、舌红少苔、脉细而数等。亦可用于温热病后期，邪热未尽，伤阴劫液，而致夜热早凉、热退无汗、舌质红绛，脉细数等。常用药物如下。

一、青　　蒿

【药　　性】苦、辛，寒；归肝经、胆经、肾经

【功效主治】

（1）清虚热：温邪伤阴，夜热早凉，配鳖甲、知母。

（2）除骨蒸：阴虚发热，劳热骨蒸，配银柴胡、胡黄连。

（3）解暑：感受暑邪，发热头痛口苦，配连翘、茯苓。

（4）截疟：疟疾寒热，大剂量鲜品捣汁服，或随症配桂心、黄芩。

【用法用量】煎服，3~10 g，不宜久煎；或鲜品绞汁。

【知 识 点】长于清透阴分伏热，截疟时剂量宜大，

以鲜品为佳。暑热外感要药。

二、白　薇

【药　　性】苦、咸，寒；归胃经、肝经。

【功效主治】

（1）清虚热、清热凉血：温邪入营，高热烦渴，神昏舌绛，配生地、玄参；余邪未尽，阴虚发热，骨蒸潮热，配生地、知母；产后血虚发热，夜热早凉，身热不退等，配当归、人参。

（2）利尿通淋：热淋血淋，配木通、滑石。

（3）解毒疗疮：疮痈肿毒，咽喉肿痛，毒蛇咬伤内服外敷均可。

【用法用量】煎服，3～12 g。

【知 识 点】尤善治阴虚或产后发热。

三、地　骨　皮

【药　　性】甘、淡，寒；归肺经、肝经、肾经。

【功效主治】

（1）清虚热、退骨蒸：阴虚发热，盗汗骨蒸，配知母、鳖甲。

（2）清肺降火：肺热咳嗽，配桑白皮、甘草。

（3）清热凉血：血热妄行的吐血、衄血、尿血等，单用酒煎，或配白茅根、侧柏叶。

【用法用量】煎服，6～15 g。

【知 识 点】为退虚热，疗骨蒸佳品。善清泄肺热。

四、银 柴 胡

【药　　性】甘，微寒；归肝经、胃经。

【功效主治】

（1）清虚热：阴虚发热，盗汗，骨蒸潮热等，配地骨皮、鳖甲。

（2）除疳热：疳积发热，配鸡内金、使君子。

【用法用量】煎服，3～10 g。

【知 识 点】为退虚热，疗骨蒸佳品。

五、胡 黄 连

【药　　性】苦，寒；归心经、肝经、胃经、大肠经。

【功效主治】

（1）清虚热：骨蒸潮热，配银柴胡、地骨皮。

（2）除疳热：小儿疳热，配党参、白术、山楂。

（3）清湿热：湿热泻痢，配黄芩、黄柏；痔疮肿痛，配槐花等。

【用法用量】煎服，3～10 g。

【知 识 点】清湿热力弱，偏于下焦。

第4章 泻 下 药

凡能引起腹泻，或润滑大肠，促进排便的药物，称为泻下药。本类药为沉降之品，主归大肠，具有泻下通便、清热泻火、逐水退肿等功效。主要用于大便秘结，胃肠积滞，实热内结及水肿停饮等里实证。分为攻下药、润下药、峻下逐水药三类。

第1节 攻 下 药

性味多苦寒，沉降，主归胃、大肠经。具有较强的泻下通便的作用，并能清热泻火。主要用于大便秘结，燥屎坚结及实热积滞之证。常用药物如下。

一、大 黄

【药　　性】苦，寒；归脾经、胃经、大肠经、肝经、心经。

【功效主治】

（1）泻下攻积：温热病热结便秘，配芒硝；脾阳不足，积滞便秘，配附子、干姜；湿热痢疾，配黄连；食积腹痛，配青皮。

（2）清热泻火、解毒、止血：热毒疮疡，配金银花、连翘；烧烫伤单用粉；血热妄行之吐血、衄血、咯血，及火邪上炎所致目赤、咽喉肿痛、牙龈肿痛，配黄连、黄芩。

（3）活血祛瘀：瘀血证，配桃仁、红花。

（4）清泄湿热：湿热黄疸，配茵陈、栀子；湿热淋证，配木通、车前子。

【用法用量】煎服，5～10 g。泻下攻积生用，且宜后下；入汤剂应后下，或用开水泡服，久煎泻下力减。

【知 识 点】治大便秘结、胃肠积滞之要药，尤善热结便秘。并善活血祛瘀。有"将军"之称。

二、芒　硝

【药　　性】咸、苦，寒；归胃经、大肠经。

【功效主治】

（1）泻下、软坚：实热积滞，大便秘结，配大黄。

（2）清热：咽喉肿痛，口舌生疮，配硼砂、冰片、朱砂；目赤肿痛，外用滴眼；疮疡肿毒，如乳痈、肠痈、痔疮肿痛等。

【用法用量】内服，10～15 g，冲入药汁内或开水溶化后服。外用适量。

【知 识 点】玄明粉泻热通便，润燥软坚，清火消肿。

三、番　泻　叶

【药　　性】甘、苦，寒；归大肠经。

【功效主治】泻下导滞：热结便秘，习惯性便秘及老年便秘，单味泡服，热结便秘，腹满胀痛，配枳实、厚朴；腹水肿胀，单味泡服，或配牵牛子、大腹皮。

【用法用量】温开水泡服，1.5～3 g。煎服，5～9 g，后下。

【知 识 点】善治热结便秘。

四、芦　荟

【药　　性】苦，寒；归胃经、大肠经。

【功效主治】

（1）泻下：热结便秘，兼见心肝火旺，烦躁失眠之证，配朱砂。

（2）清肝：肝经实火证，配龙胆草、栀子。

（3）杀虫：小儿疳积、癣疮。

【用法用量】入丸散服，每次1～2 g。外用适量。

第2节　润　下　药

多为植物种子和种仁，味甘质润，归脾经、大肠经，能润滑大肠，促使大便软化易于排出。主要用于年老津枯、产后血虚、热病伤津及失血等所致的肠燥津枯便秘。常用药物如下。

一、火　麻　仁

【药　　性】甘，平；归脾经、大肠经。

【功效主治】润肠通便：用于老人、产妇及体弱津血不足的肠燥便秘，多配其他润肠通便药同用，或配大黄、厚朴。

【用法用量】煎服，10~15 g，打碎入煎。

【知 识 点】最为适宜老年、体虚、产妇津血不足所致的肠燥便秘。

二、郁 李 仁

【药　　性】苦，寒；归胃经、大肠经。

【功效主治】

（1）润肠通便：大肠气滞，肠燥便秘，配柏子仁、杏仁。

（2）利水消肿：水肿胀满及脚气浮肿，配桑白皮、赤小豆。

【用法用量】煎服，6~12 g。

【知 识 点】长于气滞津少肠燥便秘。

第3节　峻下逐水药

大多苦寒有毒，泻下作用峻猛，服药后能引起剧烈腹泻，使体内潴留的水液随大便排出，部分药物兼有利尿作用。主要用于水肿、鼓胀、胸胁停饮等正气未衰之证。常用药物如下。

一、甘　　遂

【药　　性】苦，寒；有毒；归肺经、肾经、大肠经。

【功效主治】

（1）泻下逐饮：水肿，鼓胀，胸胁停饮等证，单用研末，或配牵牛子，或配大戟、芫花；风痰癫痫，如遂心丹。

（2）消肿散结：疮痈肿毒，甘遂研末水调外敷。

【用法用量】入丸散，每次0.5～1g，外用适量，生用。醋制可减低毒性。反甘草。

【知 识 点】泄水之圣药，善行经隧之水湿，药力比大戟、芫花雄。

二、京 大 戟

【药　　性】苦、辛，寒；有毒；归肺经、肾经、大肠经。

【功效主治】

（1）泻下逐水：水肿，鼓胀，正气未衰者，与枣同煮，食枣，或配甘遂、芫花；痰湿水饮停于胸膈，配甘遂、白芥子。

（2）消肿散结：痈肿疮毒，瘰疬痰核，内服外用均可。

【用法用量】煎服，1.5～3g；入丸散，每次1g。外用适量，生用。醋制可减低毒性。反甘草。

【知 识 点】红大戟功用与京大戟相似，但京大戟偏于泻下逐水，红大戟多偏于消肿散结。

三、芫 　 花

【药　　性】苦、辛，温；有毒；归肺经、肾经、大肠经。

【功效主治】

（1）泄水逐饮、祛痰止咳：胸胁停饮所致的喘咳、胸胁引痛、心下痞硬及水肿，鼓胀等证，配甘遂、京大戟。

（2）杀虫疗疮：头疮，斑秃，白癣，单用研末，或与雄黄共研细末，猪脂调膏外涂。

【用法用量】煎服，1.5～3g；入散剂服，每次0.6g，外用适量。醋制可减低毒性。反甘草。

【知 识 点】泄水逐饮力比京大戟稍逊，尤多用泻胸胁水饮，毒性比大戟、甘遂要烈。

四、牵 牛 子

【药　　性】苦，寒；有毒；归肺经、肾经、大肠经。

【功效主治】

（1）泻下、逐水：水肿，鼓胀，可单用研末，证情较重者，配甘遂、京大戟；痰饮喘咳，配葶苈子、杏仁。

（2）去积：肠胃湿热积滞，配木香、槟榔；大便秘结，配桃仁。

（3）杀虫：虫积腹痛，配槟榔、使君子。

【用法用量】煎服，3～9g；入丸散，1.5～3g。本品炒用药性减缓。孕妇忌用，畏巴豆。

五、巴　　豆

【药　　性】辛，热；有大毒；归肺经、肾经、大肠经。

【功效主治】

（1）峻下冷积：寒积便秘急症，单用巴豆霜装胶囊服，或配大黄、干姜制丸服。

（2）逐水退肿：腹水鼓胀，配巴豆、杏仁。

（3）祛痰利咽：寒实结胸及喉痹痰阻，配贝母、桔梗。

（4）蚀疮：痈肿成脓未溃者，配乳香、没药；疥癣恶疮，单用炸油，以油调雄黄、轻粉末。

【用法用量】入丸散，每次0.1~0.3 g，内服宜制霜用减毒。外用适量。畏牵牛。

【知识点】适用于寒积便秘。张元素喻其有"斩关夺门之功"。不宜同时食热粥等热物。

第5章 祛风湿药

凡以祛除风寒湿邪，解除痹痛为主要作用的药物，称为祛风湿药。味多辛苦，性或温或凉，具有祛风散寒除湿的作用，部分药物分别具有舒筋活络、止痛、强筋骨等作用。主要用于风寒湿邪所致的肌肉，经络，筋骨关节等处疼痛、重着、麻木和关节肿大、筋脉拘挛、屈伸不利等证。分为祛风湿散寒药、祛风湿清热药、祛风湿强筋骨药三类。

第1节 祛风湿散寒药

性味多辛苦温，归肝脾肾经，辛以祛风，苦以燥湿，具有祛风湿、散寒止痛、舒筋通络等作用。主要用于风寒湿痹痛属寒者。常用药物如下。

一、独 活

【药 性】辛、苦，微温；归肾经、膀胱经。

【功效主治】

（1）祛风湿、止痹痛：风寒湿痹痛。行痹，配附子、乌头；肾气虚弱受风寒所致偏枯冷痹缓弱疼痛，配桑寄生、杜仲、防风。

（2）解表：外感风寒挟湿表证，配羌活、防风；少阴头痛，配细辛、川芎。

【用法用量】煎服，5～15 g。

【知　识　点】性善下行，主散在下在里之伏风及寒湿，治下半身痹痛。

二、威　灵　仙

【药　　性】辛、咸，温；归膀胱经。

【功效主治】

（1）祛风湿、通经络：风湿痹痛，温酒调服单用，或配羌活、防风。

（2）消痰水：痰饮、噎膈、痞积。

（3）消骨鲠：诸骨鲠于咽喉，单用或加砂糖、醋煎汤，慢慢咽下。

【用法用量】煎服，5～15 g。消骨鲠可用30～50 g。

【知　识　点】性急善走，通行十二经脉。风湿痹痛要药，痰饮积聚要药。

三、川　　乌

【药　　性】辛、苦，热；有大毒；归心经、脾经、肝经、肾经。

【功效主治】

（1）祛风除湿：风寒湿痹。寒湿头痛、身痛、历节疼痛，不可屈伸，配麻黄、白芍；中风手足不仁、筋脉挛痛，配乳香、地龙。

（2）散寒止痛：寒疝腹痛、手足厥冷，单用浓煎加蜜服；跌打损伤，配乳香、没药；麻醉止痛，配蟾酥、生南星。

【用法用量】煎服，3～9 g；丸剂或酒剂，1～2 g。入汤剂应先煎0.5～1小时，外用适量。不宜久服，生品一般只供外用。孕妇忌用，反半夏、瓜蒌、贝母、白及、白蔹。

四、蕲　蛇

【药　　性】甘、咸，温；有毒；归肝经。

【功效主治】

（1）祛风通络：风寒顽痹，肢体麻木，筋脉拘挛及中风口眼㖞斜、半身不遂等，配防风、羌活；麻风，皮肤瘙痒等，如祛风散。

（2）定惊止痉：小儿急慢惊风、破伤风，配乌梢蛇、蜈蚣。

【用法用量】煎服，5～10 g，研末服，每次1～1.5 g。

【知　识　点】善祛风，无论内风外风，走窜搜剔，能"内走脏腑，外达皮肤"，且力大而猛。惊风抽搐要药。

五、木　瓜

【药　　性】酸，温；归肝经、脾经。

【功效主治】

（1）舒筋活络：风湿痹痛，筋脉拘挛，配乳香、没药、生地；脚气肿痛，冲心烦闷，配吴茱萸、槟榔。

（2）除湿和胃：吐泻转筋，配吴茱萸、半夏、黄连。

【用法用量】煎服，10～15 g。

【知 识 点】为久风顽痹、筋脉拘急之要药。湿浊中阻、升降失常之呕吐泄泻、腹痛转筋要药。

第2节 祛风湿清热药

性味多辛苦寒，归肝经、脾经、肾经，辛散苦泄寒清，多具有祛风胜湿、通络止痛、清热消肿等作用。主要用于风湿热痹，关节红肿热痛诸证，亦可用于风寒湿痹。常用药物如下。

一、秦　　艽

【药　　性】辛，微寒；归胃经、肝经、胆经。

【功效主治】

（1）祛风湿（止痹痛）：风湿痹痛。关节发热肿痛，配忍冬藤、防己；风寒湿痹，肢节疼痛发凉，遇寒即发，配天麻、羌活。

（2）舒筋络：中风不遂，配当归、川芎。

（3）退虚热：骨蒸潮热，配知母、地骨皮。

（4）清湿热：湿热黄疸，配茵陈蒿、栀子、猪苓。

【用法用量】煎服，5～15 g。不宜久煎。

【知 识 点】为风药中润剂。各种风湿痹痛皆可，以兼热者用之最宜。

二、防　　己

【药　　性】苦、辛，寒；归膀胱经、肾经、脾经。

【功效主治】

（1）祛风湿、止痛：痹证，尤宜于湿热偏盛者，配薏苡仁、滑石、蚕沙；风寒湿痹，配附子、桂心、白术。

（2）利水消肿：水肿、痰饮证，配茯苓、黄芪。

【用法用量】煎服，5～10 g。木防己宜祛风止痛，汉防己宜利水消肿。

【知 识 点】最善治热痹之骨节烦痛、屈伸不利。尤善泄下焦膀胱湿热。

三、豨 莶 草

【药　　性】苦、辛，寒；归肝经、肾经。

【功效主治】

（1）祛风除湿、通经活络：风湿痹证，骨节疼痛，四肢麻木、脚弱无力等，配臭梧桐，或单用酒蒸为丸。

（2）清热解毒：疮疡肿毒，湿疹瘙痒，内服外用均可。

【用法用量】煎服，15～20 g。外用适量。一般治风湿痹证宜制用；治疮疡、湿疹宜生用。

四、络 石 藤

【药　　性】苦，微寒；归心经、肝经。

【功效主治】

（1）祛风通络：风湿痹痛，筋脉拘挛，尤以热痹为宜，单用，或配忍冬藤、木瓜。

（2）凉血消肿：喉痹，单用水煎，慢慢含咽；痈肿疮毒，配皂角刺。

【用法用量】煎服，5~15 g。

第3节 祛风湿强筋骨药

性味多苦甘温，归肝经、肾经，苦燥，甘温补益，具有祛风湿、补肝肾、强筋骨等作用。主要用于风湿日久累及肝肾所致的腰膝酸软无力、疼痛等风湿痹证。亦可用于肾虚腰痛、骨痿及中风后遗半身不遂等证。常用药物如下。

一、五 加 皮

【药　　性】辛、苦，温；归肝经、肾经。

【功效主治】

（1）祛风湿：风湿痹痛，四肢拘挛，单用浸酒服，或配木瓜、松节。

（2）强筋骨：肝肾不足，腰膝酸软，配牛膝、杜仲；小儿行迟，配龟板、牛膝。

（3）利水：水肿，小便不利，配茯苓皮、陈皮。

【用法用量】煎服，5~15 g。

【知 识 点】风湿痹痛肾虚有寒者最宜。

二、桑 寄 生

【药　　性】苦、甘，平；归肝经、肾经。

【功效主治】

（1）祛风湿、益肝肾、强筋骨：风湿痹痛，腰膝酸痛,配独活、秦艽、桂枝、杜仲。

(2)益肝肾、安胎:胎漏下血、胎动不安,配川续断、菟丝子。

【用法用量】煎服,10～15 g。

【知 识 点】尤适宜肝肾不足之风湿痹痛者。

三、狗　　脊

【药　　性】苦、甘,温;归肝经、肾经。

【功效主治】祛风湿、补肝肾、强腰膝:风湿痹痛,腰痛脊强,不能俯仰,足膝软弱,配杜仲、桑寄生、川续断;治各种腰痛,配萆薢、菟丝子。肾气不固之遗尿、白带过多,配五加皮、益智仁、桑螵蛸。

【用法用量】煎服,10～15 g。

【知 识 点】善祛脊背之风湿而强腰膝。

第6章 化 湿 药

凡气味芳香，性偏温燥，具有化湿运脾作用的药物，称为化湿药。辛香温燥，主归脾经、胃经，芳香之品能醒脾化湿，温燥之药可燥湿健脾，主要用于湿浊内阻，脾为湿困，运化失常所致的脘腹痞满、呕吐泛酸、大便溏薄，食少体倦、口甘多涎、舌苔白腻等症。此外，可芳香解暑，亦可用于湿温、暑湿等证。常用药物如下。

一、藿 香

【药 性】辛，微温；归脾经、胃经、肺经。

【功效主治】

（1）化湿：湿滞中阻，配苍术、厚朴。

（2）解暑：暑月外感风寒，内伤生冷而致恶寒发热，头痛脘闷，呕恶吐泻等，配紫苏、厚朴；湿温初起，湿热并重，配黄芩、滑石。

（3）止呕：呕吐。湿浊中阻所致，配半夏；偏寒湿呕吐，配丁香、白豆蔻；偏湿热呕吐，配黄连、竹茹；妊娠呕吐，配砂仁、苏梗；脾胃虚弱，配党参、白术。

【用法用量】煎服，5～10 g。鲜品加倍。

【知 识 点】芳化湿浊要药。叶偏于发表，梗偏于和中。鲜藿香解暑之力较强。

二、佩　兰

【药　　性】辛，平；归脾经、胃经、肺经。

【功效主治】

（1）化湿：湿滞中阻，配苍术、厚朴。

（2）解暑：外感暑湿或温病初起。暑湿证，配藿香、荷叶、青蒿；湿温初起，配薏苡仁、滑石。

【用法用量】煎服，5～10 g。鲜品加倍。

【知 识 点】化湿和中要药。

三、苍　术

【药　　性】辛、苦，温；归脾经、胃经。

【功效主治】

（1）燥湿健脾：湿阻中焦证，配陈皮、厚朴。湿热、湿温证，与清热药同用，亦可用于痰饮或湿溢水肿。

（2）祛风湿：风湿痹证，湿胜者，配独活、秦艽；湿热痹痛，配石膏、知母，或与黄柏合用；湿热痿躄、下部湿浊带下、湿疹、湿疮，配黄柏。

（3）解表：外感风寒夹湿表证，配白芷、细辛。

（4）明目：夜盲症及眼目干涩，单用，或与羊肝、猪肝煮同食。

【用法用量】煎服，5～10 g。

【知 识 点】太阴经引经药。治湿热中阻要药，不论表里上下皆可用。江苏产的为佳品。生用燥性强，炒用燥性稍减。

四、厚　　朴

【药　　性】苦、辛、温；归脾经、胃经、肺经、大肠经。

【功效主治】

（1）燥湿、行气：湿阻中焦，气滞不利所致的胸闷腹胀、腹痛，或呕逆等证，配苍术、陈皮。

（2）消积、行气：肠胃积滞，脘腹胀满，大便秘结，配枳实、大黄；热结便秘，配枳实、大黄、芒硝。

（3）平喘：痰饮喘咳。因外感而发，配桂枝、杏仁；若痰湿内阻，胸闷喘咳者，配苏子、橘皮。

【用法用量】煎服，3～10 g。

【知 识 点】消除胀满之要药。"喘家"，兼寒者最宜。厚朴花芳香化湿，行气宽胸。

五、砂　　仁

【药　　性】辛，温；归脾经、胃经。

【功效主治】

（1）化湿开胃：湿困脾土及脾胃气滞证，配厚朴、陈皮、枳实；若脾虚气滞，配党参、茯苓。

（2）温脾止泻：脾胃虚寒吐泻，单用研磨吞服，或配干姜、附子。

（3）理气安胎：气滞妊娠恶阻，单用炒熟研末服；胎动不安，配人参、黄芪、白术。

【附　药】砂仁壳性味功效与砂仁相似，而温性略减，药力较弱。

【知识点】化湿行气温中功能偏治中下二焦。广东产的为佳品，后下。

六、白豆蔻

【药　性】辛，温；归肺经、脾经、胃经。

【功效主治】

（1）化湿行气：湿滞中焦及脾胃气滞所致的脘腹胀满，不思饮食等，配厚朴、佩兰。湿温初起，湿邪偏重，配滑石、薏苡仁；热邪偏重，配黄芩、滑石。

（2）温中止呕：呕吐，单用为末服，或配藿香、半夏；小儿胃寒吐乳，配砂仁、甘草。

【用法用量】煎服，0.5～1 g，入散剂为好，入汤剂宜后下。

【知识点】化湿行气温中功能偏治中上二焦。

【附　药】豆蔻壳性味功效与白豆蔻相似，而温性略减，药力较弱。

七、草　果

【药　性】辛，温；归脾经、胃经。

【功效主治】

（1）燥湿散寒：寒湿中阻之脘腹胀满，呕吐泄泻，舌苔浊腻，配砂仁、厚朴、苍术。

（2）除痰截疟：疟疾，配常山、知母。山岚瘴气，秽浊湿邪所致的瘴疟，配柴胡、黄芩、槟榔；脾胃虚弱，配党参、白术。

【用法用量】煎服，3~6 g。去壳取仁捣碎用。

第7章　利水渗湿药

　　凡能通利水道，渗泄水湿，治疗水湿内停病症为主要作用的药物，称为利水渗湿药。味多甘淡，性或温或凉，具有利水消肿，利尿通淋、利湿退黄等作用。主要用于小便不利、水肿、淋证、黄疸、湿疮、泄泻、带下、湿温、湿痹等水湿所致的各种病症。分为利水消肿药、利水通淋药、利湿退黄药三类。

第1节　利水消肿药

　　性味多甘淡平或微寒，淡能渗泄水湿，服药后能使小便通畅，水肿消退，具有利尿消肿作用。主要用于水湿内停之水肿、小便不利，以及泄泻、痰饮等证。常用药物如下。

一、茯　　苓

【药　　性】甘、淡，平；归心经、脾经、肾经。

【功效主治】

　　（1）利水渗湿：各种水肿。表邪不解，随经入腑之膀胱蓄水证，或水肿、小便不利，配猪苓、白术；水热互结，阴虚小便不利水肿，配滑石、阿胶；肾阳虚水肿，配附子、干姜。

　　（2）健脾安神：脾虚诸证。若脾胃虚弱，食少纳呆，倦怠乏力，配人参、白术；脾虚停饮，配桂枝、白术；脾虚湿泻，配山药、白术。心脾两虚，气血不足所致心悸、失眠，配黄芪、当归；水气凌心之心悸，配桂枝、白术、生姜。

【**用法用量**】煎服，10～15 g。

【**知 识 点**】适用寒热虚实各种水肿，利水渗湿要药。为补利兼优之品。

【**附　　药**】茯苓皮利水消肿（功专行皮肤水湿）。赤茯苓性味功用同茯苓，虽健脾安神较茯苓弱，但能泻热行水。茯神宁心安神。云南产的为佳品。

二、薏　苡　仁

【**药　　性**】甘、淡、微寒；归脾经、胃经、肺经。

【**功效主治**】

（1）利水渗湿，健脾止泻：小便不利，水肿，脚气及脾虚泄泻等，配茯苓、白术、黄芪；湿热淋证，单用煎服。

（2）除痹：湿痹拘挛。风湿身痛发热，配麻黄、杏仁；风湿久痹，筋脉挛急、水肿，煮粥服；湿郁热蒸，蕴于经络，配滑石。

（3）清热排脓：肺痈胸痛，咳吐脓痰，配苇茎、冬瓜仁；肠痈，配附子、败酱草。

【**用法用量**】煎服，10～30 g。本品力缓，用量须大，宜久用。清热利湿宜生用，健脾止泻宜炒用。除入汤剂、丸散外，亦可作粥食用，为食疗佳品。

【知 识 点】为补利兼优之品。

三、猪　苓

【药　　性】甘、淡，平；归膀胱经、肾经。

【功效主治】利水渗湿：小便不利，水肿，泄泻，淋浊等。脾虚所致，配茯苓、泽泻；阴虚有热，小便不利，淋浊等，配泽泻、滑石。

【用法用量】煎服，5~10 g。

【知 识 点】利水渗湿作用较茯苓强。

四、泽　泻

【药　　性】甘、淡，寒；归肾经、膀胱经。

【功效主治】利水渗湿、清热：水肿，小便不利，泄泻，淋浊带下及痰饮等，配猪苓、茯苓。水湿痰饮所致眩晕，配白术。

【用法用量】煎服，5~10 g。

【知 识 点】善清利下焦湿热。

第2节　利水通淋药

性味多苦寒，或甘淡而寒性较著。主归膀胱经、肾经。苦能降泄，寒能清热，走下焦，尤能清利下焦湿热，长于利尿通淋，用于小便短赤、热淋、血淋、石淋及膏淋等证。常用药物如下。

一、车　前　子

【药　　性】甘，寒；归肾经、肝经、肺经。

【功效主治】

（1）利尿通淋：小便淋涩，配木通、滑石、萹蓄。

（2）清肝明目：目赤涩痛，目暗昏花，翳障等，配菊花、决明子；肝肾亏虚所致，配熟地黄、菟丝子。

（3）清肺化痰：肺热咳嗽，配瓜蒌、贝母、枇杷叶。

（4）渗湿止泻：暑湿泄泻，单用研末，米饮送服，或配白术、茯苓。

【用法用量】 煎服，10～15 g。宜包煎。

【附　　药】 车前草性味功用同车前子，且能清热解毒，止血。

【知　识　点】 对湿热下注膀胱而致小便淋漓涩痛者尤为适宜。

二、滑　　石

【药　　性】 甘、淡，寒；归膀胱经、胃经。

【功效主治】

（1）利尿通淋：小便不利，淋漓涩痛。湿热下注者，配木通、车前子；石淋配海金沙、金钱草。

（2）清热解暑：暑湿、湿温。暑热烦渴，小便短赤，配甘草；湿温胸闷，气机不畅，配薏苡仁、白蔻仁。

（3）祛湿敛疮：湿疹、湿疮，单用或配枯矾、黄柏为末撒患处。或配薄荷、甘草治痱子。

【用法用量】 煎服，10～15 g。宜用布包煎，外用祛湿敛疮。外用适量。

【**知 识 点**】热结膀胱之热淋、石淋、小便涩痛，以及暑湿、湿温、暑热烦渴要药。

三、关 木 通

【**药 性**】苦，寒；归心经、小肠经、膀胱经。

【**功效主治**】

（1）清热利水通淋：热淋涩痛，心烦尿赤。若心火上炎所致，配生地、甘草；膀胱湿热所致，配萹蓄、瞿麦；脚气肿胀，小便不利，配猪苓、苏叶、槟榔。

（2）通经下乳：乳汁短少或不通，配王不留行、穿山甲；湿热痹痛，配秦艽、防己。

【**用法用量**】煎服，3～9 g。

【**知 识 点**】湿热淋痛，及心火移热小肠之口舌生疮、心烦尿赤要药。剂量大于或等于60 g，可致急性肾衰。

四、瞿 麦

【**药 性**】苦，寒；归心经、小肠经、膀胱经。

【**功效主治**】

（1）利尿通淋：湿热淋证，配萹蓄、木通；血淋，配牛膝、大蓟、小蓟；石淋，配金钱草、海金沙。

（2）活血通经：血热瘀阻之经闭或月经不调，配桃仁、红花。

【**用法用量**】煎服，10～15 g。

【**知 识 点**】治淋要药，尤以热淋、血淋最为适宜。

孕妇忌服。

五、地 肤 子

【药　　性】苦，寒；归膀胱经。

【功效主治】

（1）清热利湿：淋证。膀胱湿热，小便不利，淋漓涩痛之证，配木通、瞿麦。

（2）止痒：皮肤风疹，湿疮，周身瘙痒等证，配白鲜皮、蛇床子；若下焦湿热外阴湿痒者，配苦参、龙胆草。

【用法用量】煎服，10～15 g。外用适量。

六、海 金 沙

【药　　性】甘，寒；归膀胱经、小肠经。

【功效主治】利尿通淋：各种淋证。热淋，为末，甘草汤送服；血淋，配牛膝、小蓟；石淋，配鸡内金、滑石；膏淋，配萆薢、滑石。小便不利，水肿，配泽泻、猪苓、防己。

【用法用量】煎服，6～12 g。宜包煎。

【知 识 点】治诸淋涩痛要药。

七、石 　 韦

【药　　性】甘、苦，微寒；归肺经、膀胱经。

【功效主治】

（1）利尿通淋：湿热淋证。癃闭淋漓，配车前子、滑石；血淋涩痛，配白茅根、蒲黄。

（2）清肺止咳：肺热咳嗽气喘，石韦、槟榔为末，姜汤送服。

（3）凉血止血：血热出血。

【用法用量】煎服，5～10 g。大剂量，30～60 g。

【知 识 点】血淋要药。

八、萆　　薢

【药　　性】苦，微寒；归肾经、胃经。

【功效主治】

（1）祛风湿：风湿痹证，偏寒湿，配附子、牛膝；偏湿热，配黄柏、忍冬藤、防己。

（2）利湿浊：膏淋，白浊，配乌药、益智仁、石菖蒲。

【用法用量】煎服，10～15 g。

【知 识 点】膏淋要药。

第3节　利湿退黄药

性味多苦寒，主归脾经、胃经、肝经、胆经。苦泄寒清而利湿、利胆退黄，主要用于湿热黄疸。常用药物如下。

一、茵　陈　蒿

【药　　性】苦，微寒；归脾经、胃经、肝经、胆经。

【功效主治】

（1）利胆退黄：黄疸。身目发黄，小便短赤之阳黄证，配栀子、黄柏；湿重于热，配茯苓、猪苓；脾胃寒湿

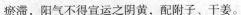

瘀滞，阳气不得宣运之阴黄，配附子、干姜。

（2）清利湿热：湿温，湿疹，湿疮，配黄柏、蛇床子。

【用法用量】煎服，10～15 g。

【知识点】治黄疸要药，最宜湿热黄疸。

二、金钱草

【药　　性】甘、淡，微寒；归肝经、胆经、肾经、膀胱经。

【功效主治】

（1）除湿退黄：湿热黄疸，配茵陈蒿、栀子。

（2）解毒消肿：恶疮肿毒，毒蛇咬伤，单品捣烂取汁饮，以渣外敷。

（3）利尿通淋：石淋热淋，大剂量煎汤代茶，或配海金沙、鸡内金。

【用法用量】煎服，30～60 g。鲜品加倍，外用适量。

【知识点】治石淋要药。

三、虎　　杖

【药　　性】苦，寒；归肝经、胆经、肺经。

【功效主治】

（1）利胆退黄：湿热黄疸，单用，或配茵陈、栀子；湿热蕴结膀胱之小便涩痛，淋浊带下等，单用，亦可配利尿通淋药。

（2）清热解毒：水火烫伤，痈肿疮毒，毒蛇咬伤等。

（3）活血祛瘀：血瘀经闭、痛经，配桃仁、延胡索；跌打损伤疼痛，配当归、乳香。

（4）祛痰止咳：肺热咳嗽，单味煎服，配贝母、枇杷叶。

【用法用量】煎服，10～30 g。外用适量。

【知 识 点】善泄中焦瘀滞，孕妇忌服。

第8章 温 里 药

凡以温里散寒，治疗里实寒证为主要作用的药物，称为温里药，又叫祛寒药。味多辛而性温热，以辛散温通、偏走脏腑而能温里散寒、温经止痛，个别药物还能助阳、回阳，故可用治里寒证。

本类药物因其主要归经不同而有多种效用。主归脾胃经者，能温中散寒止痛，用治脾胃受寒或脾胃虚寒证，症见脘腹冷痛、呕吐泄泻、舌淡苔白等；主归肺经者，能温肺化饮而治肺寒痰饮证，症见痰鸣咳喘、痰白清稀、舌淡苔白滑等；主归肝经者，能温肝散寒止痛而治肝经受寒少腹痛、寒疝作痛或厥阴头痛等；主归肾经者，能温肾助阳而治肾阳不足证，症见阳痿宫冷、腰膝冷痛、夜尿频多、滑精遗尿等；主归心肾二经者，能温阳通脉而治心肾阳虚证，症见心悸怔忡、畏寒肢冷、小便不利、肢体浮肿等，或能回阳救逆而治亡阳厥逆证，症见畏寒蜷卧、汗出神疲、四肢厥逆、脉微欲绝等。常用药物如下。

一、附　子

【药　　性】辛、甘，热；有毒；归肝经、胆经、肺经。

【功效主治】

（1）回阳救逆：亡阳证，配干姜、甘草；久病气虚欲脱，或出血过多，气随血脱，配人参。

（2）补火助阳：肾阳不足，命门火衰所致阳痿宫冷，腰膝冷痛，夜尿频多，配肉桂、山茱萸；脾肾阳虚、寒湿内盛的脘腹冷痛，大便溏泻，配党参、白术；脾肾阳虚，阴寒水肿，配白术、茯苓；脾阳不足，寒湿内阻的阴黄证，配茵陈、白术；阳虚感寒，配麻黄、细辛。

（3）散寒止痛：寒痹证，配桂枝、白术。

【用法用量】煎服，3～15 g，宜先煎0.5～1个小时，至口尝无麻辣感为度。四川产的为佳品。

【知 识 点】峻补元阳，为回阳救逆第一品药，治亡阳证主药，上助心阳以通脉，中温脾阳以散寒，下补肾阳以益火。

二、干　　姜

【药　　性】辛，热；归脾经、胃经、心经、肺经。

【功效主治】

（1）温中散寒：胃寒呕吐，脘腹冷痛，配高良姜；脾胃虚寒，脘腹冷痛，呕吐泄泻，配党参、白术。

（2）回阳通脉：亡阳证。心肾阳虚，阴寒内盛所致亡阳厥逆，脉微欲绝，配附子。

（3）温肺化饮：寒饮咳喘，形寒背冷，痰多清稀，配细辛、五味子。

【用法用量】煎服，3～10 g。

【知 识 点】附子无姜不热。温中散寒要药。

三、肉　　桂

【药　　性】辛、甘，热；归肾经、脾经、心经、肝经。

【功效主治】

（1）补火助阳：肾阳不足，命门火衰的阳痿宫冷，腰膝冷痛，夜尿频多等，配附子、熟地；下元虚衰，虚阳上浮的面赤、虚喘、汗出、心悸、失眠、脉微弱，配山茱萸、五味子。

（2）散寒止痛：寒邪内侵或脾胃虚寒的心腹冷痛，单用或配干姜；脾肾阳虚的腹痛吐泻等，配附子、人参；寒疝腹痛，配吴茱萸、小茴香。

（3）温经通脉：冲任虚寒，寒凝血滞的闭经、痛经，配当归、川芎。

【用法用量】煎服，2～5 g，宜后下或焗服；研末冲服，每次1～2 g。

【知 识 点】命门火衰及虚阳上浮诸证要药。

四、高　良　姜

【药　　性】辛，热；归脾经、胃经。

【功效主治】

（1）散寒止痛：胃寒冷痛，配炮姜；胃寒肝郁，脘腹胀痛，配香附。

（2）温中止呕：胃寒呕吐，配半夏、生姜；虚寒呕吐，配党参、茯苓。

【用法用量】煎服，3 ~ 10 g；研末服，每次3 g。

五、吴 茱 萸

【药　　性】辛、苦，热；有小毒；归肝经、脾经、胃经、肾经。

【功效主治】

（1）散寒止痛：寒凝肝脉诸痛证。寒疝腹痛，配小茴香、川楝子；厥阴头痛，配人参、生姜；冲任虚寒、瘀血阻滞之痛经，配桂枝、当归；寒湿脚气肿痛，或上冲入腹，配木瓜。

（2）温中止呕：胃寒呕吐证。中焦虚寒者，配人参、生姜；外寒内侵，胃失和降者，配半夏、生姜。

（3）助阳止泻：虚寒泄泻证，配补骨脂、肉豆蔻。

【用法用量】煎服，1.5 ~ 6 g。外用适量。

【知 识 点】厥阴经引经药。治中寒肝逆或寒滞肝脉诸痛要药。

六、小 茴 香

【药　　性】辛，温；归肝经、肾经、脾经、胃经。

【功效主治】

（1）散寒止痛：寒疝腹痛，配乌药、青皮；肝气郁滞、睾丸偏坠胀痛，配橘核、山楂；肝经受寒之少腹冷痛，或冲任虚寒之痛经，配当归、川芎。

（2）理气和中：胃寒气滞的脘腹胀痛，配高良姜、香附；脾胃虚寒的脘腹胀痛、呕吐食少，配白术、陈皮。

【用法用量】煎服，3～6 g。外用适量。

七、丁　香

【药　　性】辛，温；归脾经、胃经、肾经。

【功效主治】

（1）散寒止痛：胃寒脘腹冷痛，配延胡索、五灵脂、橘红。

（2）温中降逆：胃寒呕吐，配半夏、生姜；虚寒呃逆，配柿蒂、党参；脾胃虚寒之吐泻、食少，配白术、砂仁。

（3）温肾助阳：肾虚阳痿，宫冷，配附子、肉桂、淫羊藿。

【用法用量】煎服，1.5～6 g。畏郁金。

【知 识 点】治脾胃虚寒呕逆要药。母丁香性味归经，功效应用与公丁香相似而力弱。

八、花　椒

【药　　性】辛，热；归脾经、胃经、肾经。

【功效主治】

（1）温中止痛：外寒内侵，胃寒腹痛、呕吐，配生姜、白豆蔻；脾胃虚寒，脘腹冷痛、呕吐、不思饮食，配干姜、人参；寒湿困中，腹痛吐泻，配苍术、砂仁。

（2）杀虫：虫积腹痛，手足厥逆，烦闷吐蛔，配乌梅、干姜；腹痛较轻者，配乌梅、榧子、使君子；小儿蛲虫病,煎液保留灌肠。

（3）止痒:湿疹瘙痒,妇人阴痒,单用煎水外洗。

【用法用量】煎服,2～6 g。外用适量。

【附　　药】椒目(花椒的种子)利水消肿,降气平喘。

第9章 理 气 药

凡以疏理气机，治疗气滞或气逆证为主要作用的药物，称为理气药，又叫行气药。味多辛苦温而芳香，味辛能行散，味苦能疏泄，芳香能走窜，性温能通行，故有疏理气机的作用。本类药主归脾经、肝经、肺经，故有理气健脾、疏肝解郁、理气宽胸、行气止痛、破气散结等功效。主要用治脾胃气滞所致脘腹胀痛、嗳气吞酸、恶心呕吐、腹泻或便秘等；肝气郁滞所致胁肋胀痛、抑郁不乐、疝气疼痛、乳房胀痛、月经不调等；肺气壅滞所致胸闷胸痛、咳嗽气喘等。常用药物如下。

一、陈　　皮

【药　　性】辛、苦、温；归脾经、肺经。

【功效主治】

（1）理气健脾：寒湿中阻的脾胃气滞，脘腹胀痛、恶心呕吐、泄泻者，配苍术、厚朴；脾虚气滞，腹痛喜按、不思饮食、食后腹胀、便溏舌淡等，配党参、白术；脾胃气滞较甚，脘腹胀痛较剧者，配木香、枳实。

（2）燥湿化痰：湿痰咳嗽，配半夏、茯苓；寒痰咳嗽，配干姜、细辛。

【用法用量】煎服，3～10 g。

【附　　药】橘核行气散结止痛。橘络行气通络、化

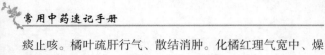

痰止咳。橘叶疏肝行气、散结消肿。化橘红理气宽中、燥湿化痰。

【知 识 点】治痰之要药，理气健脾良药。橘红散寒燥湿，理气化痰。

二、青　　皮

【药　　性】苦、辛，温；归肝经、胆经、胃经。

【功效主治】

（1）疏肝破气：肝气郁滞诸证。肝郁胸胁胀痛，配柴胡、郁金；乳房胀痛或结块，配柴胡、浙贝母；乳痈肿痛，配瓜蒌皮、金银花；寒疝疼痛，配乌药、小茴香；破气散结，用于气滞血瘀之癥瘕积聚、久疟癖块，配三棱、莪术。

（2）消积化滞：食积气滞，脘腹胀痛，配山楂、神曲；气滞甚者，配木香、槟榔或枳实、大黄。

【用法用量】煎服，3～10 g。醋制疏肝止痛力强。

【知 识 点】善疏肝气。作用峻烈，可破气散结。

三、枳　　实

【药　　性】苦、辛，微寒；归脾经、胃经、大肠经。

【功效主治】

（1）破气除痞：饮食积滞，脘腹痞满胀痛，配山楂、麦芽；热结便秘、腹满胀痛，配大黄、芒硝；湿热泻痢、里急后重，配黄芩、黄连。

（2）化痰消积：胸阳不振，痰阻胸痹，配薤白、桂枝；痰热结胸，配黄连、瓜蒌、半夏；心下痞满，食欲不振，配半夏曲。

【用法用量】煎服，3～10 g，大量可用至30 g。炒后性平和。

【附　药】枳壳功同枳实，长于理气宽胸，消胀除痞。

四、木　香

【药　性】辛、苦，温；归脾经、胃经、大肠经、胆经、三焦经。

【功效主治】行气、止痛、和中。脾胃气滞，脘腹胀痛，配陈皮、砂仁；脾虚气滞，脘腹胀满，食少便溏，配党参、白术；湿热泻痢里急后重，配黄连；饮食积滞的脘腹胀痛、大便秘结或泻而不爽，配槟榔；腹胀胁痛，黄疸，配郁金、大黄。

【用法用量】煎服，3～10 g。生用专行气滞，煨熟则行气力缓而多用于止泻。

【附　药】川木香性味归经同木香，功能行气止痛。

【知　识　点】治湿热泻痢里急后重之要药。行气止痛要药，行气力强。

五、檀　香

【药　性】辛，温；归脾经、胃经、肺经。

【功效主治】行气止痛、散寒调中。胸腹冷痛，胃脘寒痛，呕吐食少。寒凝气滞胸痛，配延胡索、细辛；胃脘寒痛，呕吐食少，本品研末，干姜汤泡服，或配沉香、白豆蔻。

【用法用量】煎服，1~3 g。宜后下。

六、沉　　香

【药　　性】辛、苦，温；归脾经、胃经、肾经。

【功效主治】

（1）行气止痛：寒凝气滞之胸腹胀痛，配乌药、木香；脾胃虚寒之脘腹冷痛，配干姜、肉桂。

（2）（温中）降逆止呕：寒邪犯胃，呕吐清水，配陈皮、胡椒；胃寒久呃，配柿蒂、白豆蔻。

（3）温肾纳气（平喘）：下元虚冷，肾不纳气之虚喘，配肉桂、附子；上盛下虚之痰饮喘嗽，配苏子、半夏。

【用法用量】煎服，1~3 g，宜后下；或磨汁冲服；或入丸散剂，每次0.5~1 g。

【知 识 点】肾气虚寒之气逆喘息要药。

七、香　　附

【药　　性】辛、微苦、微甘，平；归肝经、脾经、三焦经。

【功效主治】

（1）疏肝理气：肝气郁结之胁肋胀痛，配柴胡、川芎；寒凝气滞、肝气犯胃之胃脘疼痛，配高良姜；寒疝腹痛，配小茴香、乌药。

（2）调经止痛：肝郁月经不调、痛经，配柴胡、川芎；乳房胀痛，配柴胡、瓜蒌。

【用法用量】煎服，6～12 g。醋制止痛力增强。

【知 识 点】调经止痛主药，气病总司，气中血药，女科主帅；疏肝理气解郁要药。

八、川 楝 子

【药　　性】苦，寒；有小毒；归肝经、胃经、小肠经、膀胱经。

【功效主治】

（1）行气止痛、疏肝泄热。肝郁化火所致诸痛证，配延胡索；肝胃不和之胁肋作痛及疝痛等属肝经有热，配柴胡、白芍。

（2）杀虫疗癣：虫积腹痛，配槟榔、使君子；焙黄研末制成软膏涂敷，治头癣。

【用法用量】煎服，3～10 g。外用适量。炒用寒性降低。

九、乌 药

【药　　性】辛，温；归肺经、脾经、肾经、膀胱经。

【功效主治】

（1）行气止痛：寒凝气滞所致胸腹诸痛证，胸胁闷痛，配薤白、瓜蒌皮；脘腹胀痛，配香附、木香；寒疝腹痛，配小茴香、青皮；痛经，配当归、香附。

（2）温肾散寒：肾阳不足、膀胱虚冷之小便频数、小儿遗尿，配益智仁、山药。月经不调、经痛，配柴胡、川芎；乳房胀痛，配柴胡、瓜蒌。

【用法用量】煎服，3~10 g。

【知 识 点】善入下焦，偏走小腹。

十、薤　白

【药　　性】辛、苦，温；归肺经、胃经、大肠经。

【功效主治】

（1）通阳散结：胸痹证。寒痰阻滞、胸阳不振所致胸痹证，配瓜蒌、半夏；痰瘀胸痹，配丹参、川芎。

（2）行气导滞：胃肠气滞，泻痢里急后重，配木香、枳实；胃寒气滞之脘腹痞满胀痛，配高良姜、砂仁。

【用法用量】煎服，5~10 g。

【知 识 点】胸痹要药。

第10章 消 食 药

凡以消积导滞、促进消化，治疗饮食积滞为主要作用的药物，称为消食药，又叫消导药。味多甘性平，主归脾胃二经，功能消化饮食积滞、开胃和中。主要治疗饮食积滞、脘腹胀满、嗳腐吞酸、恶心呕吐、不思饮食、大便失常等脾胃虚弱的消化不良证。常用药物如下。

一、山 楂

【药　　性】酸、甘，微温；归脾经、胃经、肝经。

【功效主治】

（1）消食化积：肉食积滞之脘腹胀满、嗳气吞酸、腹痛便溏者，单煎，或配莱菔子、神曲；食积气滞腹胀满痛较甚者，配青皮。

（2）行气散瘀：泻痢腹痛，焦山楂水煎服，或配木香、槟榔；疝气作痛，配橘核、荔枝核；产后瘀阻腹痛、恶露不尽，或瘀阻痛经，单用水煎服，或配川芎、当归；瘀滞胸胁痛，配川芎、桃仁。

【用法用量】煎服，10～15 g，大剂量30 g。生山楂于消食散结，焦山楂用于止泻止痢。

【知 识 点】消化油腻肉食积滞要药。

二、神 曲

【药　　性】甘、辛，温，归脾经、胃经。

【功效主治】消食和胃：食滞脘腹胀满、食少纳呆、肠鸣腹泻者，配山楂、麦芽。略兼解表之功，外感食滞者，用之尤宜。

【用法用量】煎服，10～15 g。

【知识点】善消酒积。与炒麦芽、炒山楂习称"焦三仙"。建曲（泉州神曲）利气化湿，解表。

三、麦　芽

【药　　性】甘，平；归脾经、胃经、肝经。

【功效主治】

（1）消食和中（健胃）：米面薯芋食滞证，配山楂、神曲；小儿乳食停滞，煎服或研末服。脾虚食少，食后饱胀，配白术、陈皮。

（2）回乳消胀：断乳乳房胀痛。单用生麦芽或炒麦芽120 g（或各60 g）煎服。

【用法用量】煎服，10～15 g，大剂量30～120 g。生麦芽功偏消食健胃，炒用多用于回乳消胀。

【知识点】善消淀粉和乳类食物，哺乳期妇女不宜使用。

四、谷　芽

【药　　性】甘，平；归脾经、胃经。

【功效主治】消食健胃：米面薯芋食滞证及脾虚食少。食滞脘腹胀满，配山楂、神曲。脾虚食少，配党参、白术。

【用法用量】煎服，10～15 g，大剂量30 g。炒用长于和中，生用偏于消食。

【知识点】善消米面薯芋食滞。生用偏于消食，炒用偏于和中。

五、莱菔子

【药　　性】辛、甘，平；归脾经、胃经、肺经。

【功效主治】

（1）消食除胀：食积气滞所致脘腹胀痛、嗳气吞酸、腹痛等，配山楂、神曲；食积泻痢，里急后重，配木香、枳实。

（2）降气化痰：咳嗽痰多，胸闷食少，配白芥子、苏子。

【用法用量】煎服，6～10 g。生用吐风痰，炒用消食下气化痰。

【知识点】善消面食积滞。生用长于祛痰，炒用长于消食除胀。

六、鸡内金

【药　　性】甘，平；归脾经、胃经、小肠经、膀胱经。

【功效主治】

（1）消食健胃：广泛用于米面薯芋肉食等各种食滞证。病情轻者，单用研末；食积不化，脘腹胀满，配山楂、麦芽；小儿脾虚疳积，配白术、山药。

（2）固精止遗：肾虚遗精、遗尿。遗精，配芡实、菟丝子；遗尿，配桑螵蛸、覆盆子。

（3）化坚消石：砂石淋及胆结石等，配金钱草。

【用法用量】煎服，3~10 g；研末服每次1.5~3 g。研末效果较煎剂好。

【知 识 点】善消各种饮食积滞，又善磨谷消积。

第11章 驱 虫 药

凡以驱除或杀灭人体寄生虫为主要作用的药物，称为驱虫药。多具有毒性，归脾胃大肠经，对人体内的寄生虫，特别是肠道内寄生虫，有毒杀、麻痹作用，促使其排出体外。主要用于治疗肠道寄生虫，如蛔虫病、蛲虫病、绦虫病、钩虫病、姜片虫病等。另对机体其他部位的寄生虫，如血吸虫、阴道滴虫等，某些驱虫药物亦有驱杀作用。常用药物如下。

一、使 君 子

【药　　性】甘，温；归脾经、胃经。

【功效主治】驱虫消积：蛔虫病，蛲虫病。轻症，单用炒香嚼服即可；重症，配苦楝皮、芜荑。小儿疳积，配槟榔、神曲。

【用法用量】煎服，10~15 g；炒香嚼服6~9 g。小儿1岁每日1~1.5粒，2岁每日2~3粒，依岁数按比例增加，总量不超过20粒。空腹服用，每日1次，连用3日。

【知 识 点】善消蛔虫与蛲虫。空腹服用。忌饮茶。驱蛔杀虫要药。

二、苦 楝 皮

【药　　性】苦，寒；有毒；归肝经、脾经、胃经。

【功效主治】

（1）杀虫：治疗蛔虫病、蛲虫病、钩虫病等。单用水煎、熬膏或制成片剂服用；或配使君子等。

（2）疗癣：疥癣湿疮，单用研末，醋或猪脂调涂。

【用法用量】煎服6～9g，鲜服15～30g。不应过量或持续服用。外用适量。

【知识点】善杀蛔虫、蛲虫和钩虫。

三、槟　　榔

【药　　性】苦、辛，温；归大肠经、胃经。

【功效主治】

（1）驱虫消积：治多种肠道寄生虫病，驱绦虫最佳，单用或配南瓜子；蛔虫病、蛲虫病，配使君子、苦楝皮；姜片虫，配乌梅、甘草。

（2）行气利水：水肿实证，二便不通，配泽泻、木通；寒湿脚气肿痛，配木瓜、吴茱萸。疟疾寒热久发不止，配常山、草果。

【用法用量】煎服6～15g。单用驱绦虫、姜片虫时，可用60～120g。

【知识点】驱多种肠道寄生虫。驱绦虫疗效最佳。

四、南　瓜　子

【药　　性】甘、平；归胃经、大肠经。

【功效主治】

杀虫：绦虫病，配槟榔。驱绦虫方，本品研粉，冷开水调服60~120 g，2小时后，服槟榔60~120 g的水煎剂，再过半小时，服玄明粉15 g，促使泻下。

【用法用量】研粉，60~120 g。冷开水调服。

【知 识 点】善驱杀绦虫。亦治血吸虫病。

五、鹤　草　芽

【药　　性】苦、涩，凉；归肝经、小肠经、大肠经。

【功效主治】杀虫：绦虫病，单用研末，晨起空腹顿服即效，一般服药后5~6小时可排出虫体。

【用法用量】研粉吞服，30~45 g，小儿0.7~0.8 g/kg。每日一次，早起空腹服用。

【知 识 点】治绦虫病要药。对阴道毛滴虫也有疗效。

六、雷　　丸

【药　　性】苦，寒；归胃经、大肠经。

【功效主治】杀虫：绦虫病，单用研磨吞服；钩虫病，蛔虫病，配槟榔、牵牛子；蛲虫病，配大黄、牵牛子；脑囊虫病，配半夏、茯苓。

【用法用量】入丸散，每次6~15 g，驱绦虫每次12~18 g。每日服3次，冷开水调服，连用3日。不宜入煎剂。

七、鹤　　虱

【药　　性】苦、辛，平；有小毒；归脾经、胃经。

【**功效主治**】杀虫消积：蛔虫、蛲虫、钩虫及绦虫等引起的虫积腹痛，单用为丸、散服用；或配槟榔、使君子。

【**用法用量**】嚼服，每次5～15 g。

八、榧　　子

【**药　　性**】甘，平；归肺经、胃经、大肠经。

【**功效主治**】

（1）杀虫消积：蛔虫、钩虫、绦虫、姜片虫等多种肠道寄生虫引起的虫积腹痛。蛔虫病，配使君子、苦楝皮；钩虫病，单用或配槟榔、贯众；绦虫病，配槟榔、南瓜子。

（2）通便：肠燥便秘，配火麻仁、郁李仁。

（3）润肺：肺燥咳嗽，轻症为宜，或配川贝母、瓜蒌仁。

【**用法用量**】15～30 g。炒熟嚼服，入煎剂宜生用，大便溏薄者不宜服。

第12章 止血药

凡以制止体内外出血为主要作用的药物都称为止血药。止血药入血分，以归心经、肝经、脾经为主，尤以心、肝二经者为多。均具有止血作用。主要用于咯血、咳血、衄血、吐血、便血、尿血、崩漏、紫癜及外伤出血等体内外各种出血病证。因药性有寒、温、散、敛的不同，分为凉血止血药、化瘀止血药、收敛止血药、温经止血药四类。

第1节 凉血止血药

味多甘苦，性均寒凉，入血分，能清血分之热而止血。主要用于血热妄行之出血证。常用药物如下。

一、大 蓟

【药 性】苦，甘，凉；归心经、肝经。

【功效主治】

（1）凉血止血：血热所致的出血证，单用或配小蓟、侧柏叶。

（2）散瘀解毒消痈：热毒痈肿，单用，鲜品为佳；也可配其他清热解毒之品。

【用法用量】煎服，10～15 g，鲜品可用30～60 g。外用适量，捣敷患处。

【知 识 点】善治血热所致吐血、咯血及崩漏。

二、小　　蓟

【药　　性】苦、甘，凉；归心经、肝经。

【功效主治】

（1）凉血止血：血热所致的出血证，兼可利尿，配伍同大蓟。

（2）散瘀解毒消痈：热毒痈肿，同大蓟。

【用法用量】同大蓟。

【知 识 点】散瘀解毒消肿比大蓟弱。治血淋、尿血尤宜。

三、地　　榆

【药　　性】苦、酸，微寒；归肝经、胃经、大肠经。

【功效主治】

（1）凉血止血：各种血热出血证。便血、痔血，配槐花；崩漏，配生地、黄芩；血痢，配黄连、木香。

（2）解毒敛疮：烫伤，单用研末麻油调敷，或配大黄粉，或配黄连、冰片。湿疹及皮肤溃烂，浓煎外敷，或配煅石膏、枯矾研末外掺，或和凡士林调膏外涂。疮疡肿毒，单用或配清热解毒药。

【用法用量】煎服，10～15 g。外用适量。

【知 识 点】尤宜下焦血热所致便血、痔血、血痢、崩漏等。治烫伤之要药。

四、槐　花

【药　性】苦，微寒；归肝经、大肠经。

【功效主治】

（1）凉血止血：血热出血证，肠风便血，配荆芥、侧柏叶；吐血、衄血，配白茅根。

（2）清肝明目：肝火上炎之头痛目赤等，单用煎汤代茶，或配菊花、夏枯草。

【用法用量】煎服，10～15 g。清热降火宜生用，止血宜炒用或炒炭用。

【知　识　点】尤以治疗消化道出血之痔血、便血为擅长。槐角性味归经与槐花相似，止血弱于槐花，清降泻热较之强。

五、侧　柏　叶

【药　性】苦、涩，微寒；归肺经、肝经、大肠经。

【功效主治】

（1）凉血止血：各种出血证。血热出血，配大蓟、小蓟；虚寒性出血，配炮姜、艾叶。

（2）祛痰止咳：咳嗽，对肺热咳嗽有痰者尤宜。

【用法用量】止血炒炭，祛痰止咳生用。

【知　识　点】尤以治疗血热出血，血热妄行证者为宜。

六、白　茅　根

【药　性】甘，寒；归肺经、胃经、膀胱经。

【功效主治】

（1）凉血止血：血热妄行之出血证。单用，或配其他凉血止血药。

（2）清热利尿：热淋、水肿等，配木通、滑石。

【用法用量】煎服，15～30 g，以鲜品为佳，鲜品加倍，可捣汁服。多生用，止血亦可炒炭用。

【知识点】血热妄行之尿血尤多用。

七、苎 麻 根

【药　　性】甘，寒；归心经、肝经。

【功效主治】

（1）凉血止血：血热出血。单用或配其他止血药。

（2）清热解毒：热毒痈肿、丹毒及淋病等。

（3）安胎：胎漏下血，胎动不安，单用，亦可配阿胶、当归。

【用法用量】煎服，10～30 g；外用适量，捣敷。

第2节　化瘀止血药

既能止血，又能化瘀，能消散瘀血而止血。主要用于因瘀血内阻而血不循经之出血证。常用药物如下。

一、三 七

【药　　性】甘、微苦，温；归肝经、胃经。

【功效主治】

（1）化瘀止血：各种内外出血证，尤宜有瘀者。单味内服外用即可。亦可配花蕊石、血余炭。

（2）（活血）消肿定痛：跌打损伤，瘀滞疼痛，单味内服或外敷，或配活血行气药。

【用法用量】多研末服，每次1～1.5 g；亦可入煎剂，3～10 g；外用适量，研末外掺或调涂。

【知识点】有止血不留瘀，化瘀不伤正的特点，伤科要药。

二、茜　　草

【药　性】苦，寒；归肝经。

【功效主治】

（1）活血（化瘀）止血：血热夹瘀的出血证。吐血、衄血，配大蓟、侧柏叶；冲任不固之崩漏，配黄芪、白术。

（2）凉血通经：血瘀经闭，配桃仁、红花；跌打损伤及风湿痹痛，单味泡酒，或配其他活血疗伤药及祛风通络药。

【用法用量】煎服，10～15 g。止血炒炭用，活血通经生用或酒炒用。

三、蒲　　黄

【药　性】苦，寒；归肝经。

【功效主治】

（1）化瘀止血：各种内外出血证，单味冲服，亦可配其他止血药；治外伤出血，单味外敷。瘀滞痛证，配五灵脂。

（2）利尿：血淋，配生地、冬葵子。

【用法用量】煎服3～10g，布包煎。外用适量。化瘀多生用，止血多炒用。

第3节　收敛止血药

味多涩，或为炭类，或质粘，故能收敛止血。性多平，或凉而不寒，无论虚寒性出血或热性出血均可用之。然其性收涩，有留瘀恋邪之弊，故可用于各种出血而无瘀滞者。常用药物如下。

一、白　　及

【药　　性】苦、甘、涩，寒；归肺经、胃经、肝经。

【功效主治】

（1）收敛止血：内外诸出血证。诸内出血，单味研末，糯米汤调服，或配三七；肺络损伤之咯血，肺阴不足者，配枇杷叶、阿胶；肺气不足者，配人参、黄芪。胃出血之吐血、便血，配乌贼骨。

（2）消肿生肌：疮疡痈肿，初起者，配金银花、皂角刺；痈肿已溃，久不收口，研末外用。烫伤，配虎杖制成药膜外用。手足皲裂，肛裂，研末麻油调涂。

【用法用量】煎服，3～10g；散剂，每次2～5g。外用适量。反乌头。

【知 识 点】收敛止血要药。尤多用于吐血、咯血、衄血。

二、仙　鹤　草

【药　　性】苦、涩，平；归肺经、肝经、脾经。

【功效主治】

（1）收敛止血：咯血、吐血、衄血、便血、崩漏等多种出血证，无论属寒属热均可。

（2）止痢（消积）：泻痢。血痢及久病泻痢，小儿疳积尤宜。

（3）补虚：脱力劳伤，身倦乏力，面色萎黄之证。

（4）解毒杀虫：疮疖痈肿，滴虫性阴道炎。

【用法用量】煎服，10~15 g；大剂量可用30~60 g。外用适量。

【知 识 点】广泛适用于身体各部位出血，无论寒热虚实均可。

三、棕　榈　炭

【药　　性】苦、涩，平；归肺经、肝经、大肠经。

【功效主治】收敛止血：多种出血证，如吐血、衄血、尿血等，尤多用于崩漏，可单味用之，或配血余炭、侧柏叶。血热妄行之出血，配小蓟、山栀；虚实寒性出血，冲任不固之崩漏下血，配炮姜、乌梅。久泻久痢，妇人带下等。

【用法用量】煎服，3~10 g；研末服1~1.5 g。

【知 识 点】多用于崩漏，以无瘀滞者为宜。

四、血 余 炭

【药　　性】苦、涩，平；归肝经、胃经、膀胱经。

【功效主治】

（1）收敛止血：咯血、吐血、衄血、便血、崩漏、尿血、淋证等，配其他止血药。

（2）化瘀，利尿：崩漏下血，小便不通，配滑石。

【用法用量】煎服，6～10 g；研末服1.5～3 g。

第4节　温经止血药

药性温热，能温内脏，益脾阳，固冲脉而统摄血液，达到温经止血之效。适用于脾不统血，冲脉失固之虚寒性出血证。常用药物如下。

一、炮　　姜

【药　　性】苦、涩，温；归脾经、肝经。

【功效主治】

（1）温经止血：虚寒性吐血、便血、崩漏等。单用，或配人参、黄芪。

（2）温中止痛：虚寒腹痛、腹泻等，单用或配附子；产后血虚寒凝，小腹疼痛，配当归、川芎。

【用法用量】煎服，3～6 g。炮姜未成炭者偏于温中止血，主要用于虚寒腹痛腹泻，炮姜炭则专于温经止血，宜于出血证。

【知 识 点】脾阳虚、脾不统血首选要药。

二、艾　　叶

【药　　性】苦、辛，温；归肝经、脾经、肾经。

【功效主治】

（1）温经止血：虚寒出血，尤宜于崩漏，配阿胶、地黄。

（2）散寒止痛，调经安胎：下焦虚寒或寒客胞宫所致的月经不调、痛经、宫冷不孕、胎漏下血、胎动不安等，配香附、当归。

（3）祛湿止痒：湿疹瘙痒，煎汤外洗。

【用法用量】煎服，3～6 g；外用适量。温经止血宜炒炭用；余则生用。治咳喘入煎宜后下。

三、灶　心　土

【药　　性】苦、涩，平；归肺经、肝经、脾经。

【功效主治】

（1）温中止血：脾气虚寒不能统血之吐血、便血、崩漏等，单煎或配附子、地黄。

（2）温胃止呕：虚寒呕吐，配半夏、干姜；妊娠恶阻，配紫苏、砂仁。

（3）温脾止泻：脾虚久泻，配党参、白术。

【用法用量】煎服，15～30 g，布包煎；或用60～120 g，煎汤代水。

【知 识 点】对脾气虚寒不能统血之吐血、便血更宜。

第13章　活血化瘀药

凡以通畅血行、消散瘀血为主要作用的药物，称为活血化瘀药，或活血祛瘀药，简称活血药或化瘀药。性味多辛、苦、温，主归心经、肝经，入血分。善于走散通行，而有活血化瘀的作用，并通过活血化瘀而产生止痛、调经、疗伤消肿、活血消痈等作用。主要用于内、外、妇、儿、伤等各科瘀血阻滞病证。分为活血止痛、活血调经药、活血疗伤药、破血消癥药四类。

第1节　活血止痛药

大多辛行，辛散之性，活血兼行气，又可止痛，主治气血瘀滞所致的痛证，如头痛、胸胁痛、心腹痛、痛经、产后腹痛、痹痛及跌打损伤瘀痛等，亦可用于其他瘀血证。常用药物如下。

一、川　　芎

【药　　性】辛，温；归肝经、胆经、心包经。

【功效主治】

（1）活血行气：血瘀气滞痛证。妇女月经不调、经闭、痛经，配当归、桃仁、香附；肝郁气滞，胁肋疼痛，配柴胡、白芍；心脉瘀阻，胸痹心痛，配丹参、桂枝；跌扑损伤，瘀血肿痛，配三七、乳香；痈疡脓已成而正虚难敛，配黄芪、当归。

（2）祛风止痛：头痛，风湿痹痛，配独活、桂枝。

【用法用量】煎服，3～10 g。

【知识点】血中气药，妇科活血调经要药。治头痛要药，前人有"头痛不离川芎"之说。四川产的为佳品。

二、延 胡 索

【药　性】辛、苦，温；归心经、肝经、脾经。

【功效主治】活血、行气、止痛：气血瘀滞诸痛证。胸痹心痛，配瓜蒌、薤白或丹参、川芎；胃痛，配白术、枳实；偏寒者，配桂枝或高良姜；偏热者，配山栀；偏气滞，配香附；偏血瘀，配丹参；肝郁气滞胁肋胀痛，配郁金；妇女痛经，产后瘀滞腹痛，配当归；寒疝腹痛，配小茴香；跌打损伤，配乳香；风湿痹痛，配秦艽。

【用法用量】煎服，3～10 g；研末服1.5～3 g。多醋制后用。醋制后可使其有效成分的溶解度大大提高而加强止痛药效。

【知识点】行血中气滞，气中血滞。专治一身上下诸痛。醋制可加强止痛之力。

三、郁 金

【药　性】辛、苦，寒；归肝经、心经、胆经。

【功效主治】

（1）活血止痛，行气解郁：气滞血瘀的胸、胁、腹痛，常配木香，偏气郁配木香，偏血瘀配郁金。肝郁有热，气血瘀滞之妇女经行腹痛、乳胀，配柴胡、山栀；胸胁损伤，胸闷疼痛，配丹参、延胡索；胁下癥积，配鳖甲、莪术。

（2）凉血清心：热病神昏，癫痫痰闭证。湿温病湿浊蒙蔽心窍者，配石菖蒲、山栀；癫狂痫痰火蒙心者，配白矾。吐血、衄血及妇女倒经等气火上逆之出血证。

（3）利胆退黄：肝胆湿热黄疸，配茵陈、山栀；湿热煎熬之胆石症，配金钱草。

【用法用量】煎服，3～10 g；研末服2～5 g。

【知 识 点】广郁金偏于行气解郁，川郁金偏于活血化瘀。

四、姜　　黄

【药　　性】辛、苦，温；归肝经、脾经。

【功效主治】

（1）破血行气：血瘀气滞的心、腹、胸、胁痛，经闭，产后腹痛及跌打损伤等。心腹痛，配当归、木香；经闭，产后腹痛，配当归、川芎；跌扑损伤，配苏木、乳香。

（2）祛风止痛：风湿痹痛，配羌活、防风。

【用法用量】煎服，3～10 g；研末服2～5 g。

【知 识 点】尤长于行肢臂而除痹痛。

五、乳　　香

【药　　性】辛、苦，温；归肝经、脾经。

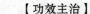

【功效主治】

（1）活血行气止痛：血瘀气滞诸痛证。心腹瘀痛、癥瘕积聚，配当归、丹参；风寒湿痹，上肢麻木疼痛，配羌活、独活、秦艽。

（2）消肿生肌：跌打损伤瘀滞肿痛，配没药、血竭；疮疡肿毒初起，红肿热痛，配金银花、白芷；痈疽、瘰疬、痰核，肿块坚硬不消，配没药、麝香；疮疡破溃，久不收口，配没药研末外用。

【用法用量】煎服，3～10 g，宜炒去油用。外用适量，生用或炒用，研末外敷。

【知 识 点】与没药相比，偏于活血行气，伸筋。为外伤科要药。

六、没　　药

【药　　性】辛、苦、平；归心经、肝经、脾经。

【功效主治】

（1）活血止痛：同乳香，常相须为用。

（2）消肿生肌：同乳香。

【用法用量】同用。

【知 识 点】与乳香相比，偏于散血化瘀。

七、五 灵 脂

【药　　性】苦、咸、甘、温；归肝经。

【功效主治】

（1）凉血止痛：瘀血阻滞诸痛证，如胸、胁、脘、腹刺痛，痛经、经闭，产后瘀滞腹痛及骨折肿痛等，常与蒲黄相须用。心胸痹塞刺痛，配川芎、丹参；脘腹痛，配延胡索；痛经，经闭，配当归、益母草；骨折肿痛，配白及、乳香。

（2）化瘀止血：瘀血内阻血不循经的出血证，如妇女崩漏，配三七。

【用法用量】煎服，3～10 g，包煎，或入丸、散用。外用适量。畏人参。

【知识点】血瘀诸痛要药。

第2节 活血调经药

大多辛散苦泄，具有活血祛瘀之功，又善调畅血脉而调经，主治妇女月经不调、痛经、经闭及产后瘀滞腹痛之证，亦可用于瘀血痛证、癥瘕，以及跌打损伤、疮痈肿毒等。常用药物如下。

一、丹 参

【药 性】苦，微寒；归心经、肝经。

【功效主治】

（1）活血调经：妇女月经不调，痛经，经闭及产后瘀滞腹痛，单味为末，酒调服，或配当归、川芎、益母草。血瘀之心胸，脘腹疼痛，配檀香、砂仁；癥瘕积聚，配三棱、莪术；风湿痹痛，配防风、秦艽。

（2）凉血消痈：疮疡痈肿，配金银花、连翘。

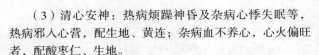

（3）清心安神：热病烦躁神昏及杂病心悸失眠等，热病邪入心营，配生地、黄连；杂病血不养心，心火偏旺者，配酸枣仁、生地。

【用法用量】煎服，5~15 g。活血化瘀宜酒炙用。反藜芦。

【知 识 点】善调妇女经水，妇科要药。活血化瘀要药，酒炒增强其力。有"一味丹参散，功同四物汤"之说。

二、红　花

【药　　性】辛，温；归心经、肝经。

【功效主治】

（1）活血痛经：血滞经闭，痛经，产后瘀滞腹痛等，配桃仁、当归。经闭，配当归、莪术；痛经，配赤芍、延胡索。亦可单用。

（2）祛瘀止痛：癥瘕积聚，配三棱、莪术；跌打损伤，瘀滞肿痛，配苏木、乳香；心脉瘀阻，胸痹心痛，配桂枝、瓜蒌。斑疹色暗，热郁血瘀者，配当归、紫草。

【用法用量】煎服，3~9 g。外用适量。

【知 识 点】番红花活血化瘀通经（比红花力强），凉血解毒（尤宜于温热病）。

三、桃　仁

【药　　性】苦、甘，平；有小毒；归心经、肝经、大肠经。

【功效主治】

（1）活血祛瘀：多种瘀血证。血瘀经闭、痛经，配红花、当归；产后瘀滞腹痛，配炮姜、川芎；癥积痞块，配桂枝、丹参，或配三棱、莪术；体内瘀血较重，需破血下瘀者，配大黄、芒硝；跌打损伤，瘀肿疼痛，配当归、红花；肺痈，配苇茎、冬瓜仁；肠痈，配大黄、牡丹皮。

（2）润肠通便：肠燥便秘，配当归、麻仁。

（3）止咳平喘：咳嗽气喘，配杏仁。

【用法用量】煎服，5～10g，宜捣碎入煎。

【知 识 点】有"破血药"之称。孕妇忌服，有毒，不可过量。

四、益 母 草

【药　　性】辛、苦，微寒；归心经、肝经、膀胱经。

【功效主治】

（1）活血祛瘀调经：血滞经闭、痛经、经行不畅、产后瘀滞腹痛、恶露不尽等，单用熬膏服，或配当归、川芎、赤芍。

（2）利水消肿：水肿，小便不利，可单用，亦可配白茅根、泽兰。

（3）清热解毒：跌打损伤、疮痈肿毒、皮肤瘙痒等。

【用法用量】煎服，10～30g，或熬膏，入丸剂。外用适量捣敷或煎水外洗。

【**知 识 点**】妇科经产要药。善治水瘀互阻的水肿。

五、牛　　膝

【**药　　性**】苦、甘、酸，平；归肝经、肾经。

【**功效主治**】

（1）活血通经：瘀血阻滞的经闭、痛经、月经不调、产后腹痛等，配桃仁、红花；跌打损伤，腰膝瘀痛，配续断、当归。

（2）利尿通淋：热淋、血淋、石淋等，配瞿麦、冬葵子；水肿小便不利，配地黄、泽泻。

（3）补肝肾，强筋骨：肝肾亏虚，腰痛膝软，配杜仲、续断；痹痛日久，腰膝酸痛，配独活、桑寄生；湿热成痿，足膝痿软，配苍术、黄柏。

（4）引火（血）下行：肝阳上亢之头痛眩晕目赤，配代赭石、牡蛎；胃火上炎，齿龈肿痛，口舌生疮，配地黄、石膏；气火上逆，迫血妄行之吐、衄血，配白茅根、山栀。

【**用法用量**】煎服，6~15 g。补肝肾强筋骨酒炙用，其他功能都是生用，不用炮制。

【**知 识 点**】能引诸药下行。善治上部血热出血。治下半身腰膝关节酸痛为其专长。怀牛膝长于补肝肾强筋骨，川牛膝长于逐瘀血、通经脉、利尿通淋。

六、鸡　血　藤

【**药　　性**】苦、甘、温；归肝经。

【功效主治】

（1）调经：月经不调、经行不畅、痛经、血虚经闭等。因瘀滞者，配红花、川芎；因虚者，配熟地、当归。

（2）活血补血、舒筋活络：风湿痹痛及手足麻木，配祛风湿药；肢体瘫痪，配益气养血活血通络药；血虚萎黄，配补益气血药。

【用法用量】煎服，10～15 g，大剂量可用30 g，或浸酒服，或熬成膏服。

第3节　活血疗伤药

多辛、苦、咸，主归肝经、肾经，功善活血化瘀、消肿止痛，续筋接骨，止血生肌敛疮，主要适用于跌打损伤、瘀肿疼痛，骨折筋损，金疮出血等外科疾患，也可用于其他一般血瘀病证。常用药物如下。

一、土　鳖　虫

【药　　性】苦，寒；有小毒；归肝经。

【功效主治】

（1）破血逐瘀：血瘀经闭，产后瘀滞腹痛，配大黄、桃仁；积聚痞块，配柴胡、鳖甲。

（2）续筋接骨：跌打损伤，筋伤骨折，瘀肿疼痛，配骨碎补。

【用法用量】煎服3～10 g，研末服1～1.5 g，以黄酒送服佳。

二、马 钱 子

【药　　性】苦，寒；有大毒；归肝经、脾经。

【功效主治】

（1）散结消肿：跌打损伤，痈疽肿痛等，配穿山甲；喉痹肿痛，配山豆根。

（2）通络止痛：风湿顽痹，配麻黄、地龙；手足麻痹，半身不遂，研末，甘草粉蜜丸服。

【用法用量】内服宜制，多入丸散，每日服0.3～0.6 g。外用适量，研末调涂。内服不宜生用及多服久用。

三、自 然 铜

【药　　性】辛，平；归肝经。

【功效主治】散瘀止痛、接骨疗伤：跌打损伤，骨折筋断，瘀肿疼痛，内服外敷均可，常配乳香、没药。还可用于瘿瘤、疮疡、烫伤等。

【用法用量】煎服，10～15 g，多入丸散，醋淬研末，每次0.3 g。内服不宜久服。

【知 识 点】伤科接骨续筋要药。

四、苏 木

【药　　性】甘、咸、辛，平；归心经、肝经。

【功效主治】

（1）活血疗伤：跌打损伤，骨折筋断，瘀滞肿痛，配乳香、没药。

（2）祛瘀通经：妇科血瘀经闭、痛经、产后瘀滞腹痛，配川芎、当归；心腹瘀痛，配丹参、川芎。

（3）消肿止痛：外科痈肿疮毒，配金银花、连翘。

【用法用量】 煎服，3～10 g。外用适量，研末撒。

【知 识 点】 骨伤科要药。

五、骨　碎　补

【药　　性】 苦，温；归肝经、肾经。

【功效主治】

（1）活血续筋：跌扑闪挫，单用浸酒服，并外敷；金创伤筋断骨，瘀肿疼痛，配自然铜、没药。

（2）补肾强骨：肾虚腰痛脚弱，配补骨脂、牛膝；肾虚耳鸣耳聋、牙痛，配熟地、山茱萸；肾虚久泻，单用研末。

【用法用量】 煎服，10～15 g。外用适量。

【知 识 点】 伤科常用药，尤宜于骨折伤筋之证。

六、血　　竭

【药　　性】 甘、咸，平；归心经、肝经。

【功效主治】

（1）活血疗伤化瘀止痛：跌打损伤，配乳香、没药；产后瘀滞腹痛、痛经、经闭及一切瘀血心腹刺痛，配当归、三棱。

（2）止血敛疮生肌：外伤出血及疮疡不敛等，配乳香、没药。

【用法用量】内服；多入丸散，研末服，每次1～1.5 g；外用适量，研末撒敷。

【知 识 点】伤科要药。

第4节　破血消癥药

多辛苦，虫类药居多，兼有咸味，主归肝经血分，药性强烈，走而不守，能破血逐瘀、消癥散积，主治瘀血程度较重的癥瘕积聚为其特点，亦可用于血瘀经闭、瘀肿疼痛、偏瘫等症。常用药物如下。

一、莪　　术

【药　　性】甘、咸，平；归心经、肝经。

【功效主治】

（1）破血行气：气滞血瘀所致的癥瘕积聚、经闭以及心腹瘀痛等。治经闭腹痛，腹中积块，配三棱、当归；妇科经闭、痛经，配红花、当归；胁下痞块疟母，配柴胡、鳖甲；体虚瘀血久留不去，配黄芪、党参。

（2）消积止痛：食积脘腹胀痛，配青皮、槟榔。跌打损伤，瘀肿疼痛。

【用法用量】煎服，3～15 g。醋制后可加强祛瘀止痛作用；外用适量。

【知 识 点】破血消癥要药。醋制可加强止痛力。

二、三　　棱

【药　　性】苦、辛，平；归肝经、脾经。

【功效主治】

（1）破血行气：同莪术。气滞血瘀所致的癥瘕积聚、经闭以及心腹瘀痛等。

（2）消积止痛：同莪术。

【用法用量】煎服，3～10 g。醋制可加强止痛作用。

【知　识　点】莪术偏入气分，破气之力优；三棱偏入血分，破血之力优。醋制可加强止痛力。

三、水　　　蛭

【药　　性】咸、苦，平；有小毒；归肝经。

【功效主治】破血逐瘀消癥：癥瘕积聚、经闭，配三棱、桃仁；体虚者，配人参、当归；跌打损伤，配苏木、自然铜。

【用法用量】入煎剂1.5～3 g，研末服0.3～0.5 g。以入丸散或研末服为宜。或以鲜活者放置瘀肿局部吸血消瘀。孕妇忌服。

四、穿　山　甲

【药　　性】咸，微寒；归肝经、胃经。

【功效主治】

（1）活血消癥，通经：癥瘕积聚，配三棱、莪术；血瘀经闭，配当归、红花；风湿痹痛，关节不利，麻木拘挛，配白花蛇、蜈蚣。

（2）下乳：气血壅滞之乳汁不下者，单用或配王不留行；气血虚而乳稀少，配黄芪、当归。

（3）消肿排脓：痈肿初起，配金银花、天花粉；脓成未溃，配黄芪、当归；瘰疬，配夏枯草、贝母。

【用法用量】煎服，3～10 g；研末服，1～1.5 g。

【知 识 点】孕妇及痈肿已溃者忌用。

第14章 化痰止咳平喘药

凡能祛痰或消痰，治疗"痰症"为主要作用的药物，称为化痰药；以制止或减轻咳嗽和喘息为主要作用的药物，称为止咳平喘药。化痰药每兼止咳、平喘作用，止咳平喘又每兼化痰作用，且病证上痰、咳、喘三者相互兼杂。化痰药主治痰症，如痰阻于肺之喘咳痰多，痰蒙心窍之昏厥、癫痫，痰蒙清阳之眩晕，肝风夹痰之中风、惊厥，痰阻经络之肢体麻木、半身不遂、口眼歪斜，痰火互结之瘰疬、瘿瘤，痰凝肌肉，留住骨节之阴疽流注等。止咳平喘药用于外感、内伤所致的各种咳嗽和喘息。

第1节 温化寒痰药

大多味辛苦，性温燥，主归肺经、脾经、肝经，具有温肺祛寒，燥温化痰之功，主治寒痰、湿痰症，如咳嗽气喘、痰多色白、苔腻之证。以及由寒痰、湿痰所致的眩晕、肢体麻木、阴疽流注等。常用药物如下。

一、半　　夏

【药　　性】辛，温；有毒；归脾经、胃经、肺经。

【功效主治】

（1）燥湿化痰：寒痰、湿痰症。痰湿阻肺之咳嗽气逆，痰多质稀，配陈皮；湿痰眩晕，配天麻、白术。

（2）降逆止呕：胃气上逆呕吐，常配生姜；胃热者，配黄连；胃阴虚呕吐，配石斛、麦冬；胃气虚者，配人参、白蜜。

（3）消痞散结：心下痞满，湿热阻滞，配干姜、黄连；痰热结胸，配瓜蒌、黄连；梅核气，气郁痰凝，配紫苏、厚朴。

（4）消肿止痛：瘿瘤痰核，配昆布、海藻；痈疽发背、无名肿毒、毒蛇咬伤，生品研末调敷或鲜品捣敷。

【用法用量】煎服，3～10 g，一般宜制过用，制半夏有姜半夏、法半夏等，姜半夏长于降逆止呕，法半夏长于燥湿，半夏曲化痰消食，竹沥半夏清化热痰。消肿止痛外用。

【知识点】燥湿化痰，温化寒痰要药，尤善治脏腑湿痰，止呕要药。

二、天　南　星

【药　　性】苦、辛，温；有毒；归肺经、肝经、脾经。

【功效主治】

（1）燥湿化痰：寒痰、湿痰症。顽痰阻肺，咳喘胸闷，配半夏、枳实；痰热咳嗽，配黄芩、瓜蒌。

（2）祛风解痉：风痰眩晕，配半夏、天麻；风痰留滞经络，半身不遂，手足顽麻，口眼㖞斜等，配半夏、川乌；破伤风角弓反张，痰涎壅盛，配白附子、天麻。

（3）消肿止痛：痈肿肿痛，痰核，研末醋调敷；毒蛇咬伤，配雄黄外敷。

【用法用量】煎服，3～10 g，多制用。外用适量。

【附　　药】胆南星清热化痰，息风止痉。

【知 识 点】善治寒湿顽痰，与半夏相须。善祛风痰而止痉，祛风痰要药。

三、禹 白 附

【药　　性】辛、甘，温；有毒，归胃经、肝经。

【功效主治】

（1）祛风痰、燥湿痰、止痉：中风口眼㖞斜，配全蝎、僵蚕；风痰壅盛，痰厥、惊风、癫痫，配半夏、天南星；若时发抽搐者，加息风止痉之品；破伤风，配防风、天麻。

（2）解毒散结止痛：瘰疬痰核，单用外敷；毒蛇咬伤，单用捣汁内服并外敷。

【用法用量】煎服，3～5 g，研末服0.5～1 g。外用适量。

【知 识 点】善祛头面部风痰。

四、白 芥 子

【药　　性】辛，温；归肺经、胃经。

【功效主治】

（1）温肺化痰：寒痰壅肺，咳喘胸闷痰多，配苏子、莱菔子；悬饮咳喘胸满胁痛者，配甘遂、大戟。

（2）理气散结：阴疽流注，配鹿角胶、肉桂。

（3）通络止痛：痰湿阻滞经络之肢体麻木或关节肿痛，配马钱子、没药。

【用法用量】煎服，3~6 g。外用适量，研末调敷，或作发泡用。

【知 识 点】祛皮里膜外之痰。

五、皂　荚

【药　　性】辛、咸，温；有小毒；归肺经、大肠经。

【功效主治】

（1）祛顽痰：顽痰阻肺，咳喘痰多之证，研末，以蜜为丸，枣汤送服。

（2）开闭通窍：痰盛官窍阻闭之证，配细辛共研为散，吹鼻取嚏；或配明矾为散，温水调服。

（3）祛风杀虫：皮癣，陈醋浸泡后研末调涂。

【用法用量】多研末服1~1.5 g，入汤剂1.5~5 g。外用适量。

【附　　药】皂角刺消肿托毒排脓，祛风杀虫。

六、旋 覆 花

【药　　性】苦、辛、咸，微温；归肺经、脾经、胃经、大肠经。

【功效主治】

（1）降气化痰：寒痰咳喘，配苏子、半夏；若属痰热者，配桑白皮、瓜蒌；若顽痰交结，胸中满闷者，配海浮石、海蛤壳。

（2）降逆止呕：痰浊中阻，胃气上逆而噫气呕吐，胃脘痞硬，配代赭石、半夏。

【用法用量】煎服，3~10g；宜用布包煎。

【知 识 点】诸花性向上，独其性向下。治肺、胃气逆病证要药。

七、白　　前

【药　　性】辛、苦，微温；归肺经。

【功效主治】降气化痰：咳嗽痰多，胸满喘急，配半夏、紫菀；外感风寒咳嗽，配荆芥、桔梗；内伤肺热咳喘，配桑白皮、葶苈子。

【用法用量】煎服，3~10g。

【知 识 点】尤以寒痰阻肺，肺气失降者为宜。肺气壅实之咳嗽要药。

第2节　清热化痰药

性多寒凉，有清化热痰之功，部分药物质润，兼能润燥；部分药物味咸，兼能软坚散结。主治痰热证，如咳嗽气喘、痰黄质稠；若痰稠难咯，唇舌干燥之燥痰证，宜选质润之润燥化痰药；其他如痰热癫痫、中风惊厥、瘿瘤、痰火瘰疬等，亦可用此药。常用药物如下。

一、前　胡

【药　　性】苦、辛，微寒；归肺经。

【功效主治】

（1）降气化痰：咳喘痰多色黄者，配杏仁、桑白皮；亦可用于寒痰湿痰症，与白前相须。

（2）宣散风热：外感风热咳嗽有痰者，配桑叶、牛蒡子；若属风痰咳嗽，配荆芥、紫菀。

【用法用量】煎服，6～10 g。

【知 识 点】尤以痰热阻肺，肺气失降者为宜。

二、桔　梗

【药　　性】苦、辛，平；归肺经。

【功效主治】

（1）宣肺祛痰：肺气不宣的咳嗽痰多，胸闷不畅、风寒者，配紫苏、杏仁；风热者，配桑叶、菊花。胸膈痞满，痰阻气滞，升降失司，配枳壳。癃闭、便秘。

（2）利咽：外邪犯肺，咽痛失音，配甘草、牛蒡子；咽喉肿痛，热毒盛者，配射干、马勃。

（3）排脓：肺痈咳吐脓痰，配甘草。

【用法用量】煎服，3～10 g。

【知 识 点】有载药上行之功。

三、川 贝 母

【药　　性】苦、甘，微寒；归肺经、心经。

【功效主治】

（1）清热化痰、润肺止咳：肺虚劳嗽，阴虚久咳有痰者，配沙参、麦冬；肺热肺燥咳嗽，配知母。

（2）散结消肿：痰火郁结之瘰疬，配玄参、牡蛎；热毒壅结之疮痈、肺痈，配蒲公英、金钱草。

【用法用量】煎服，3～10 g；研末服，1～2 g。反乌头。

【知 识 点】治多种原因咳嗽，尤宜于肺虚久咳、肺热燥咳。

四、浙 贝 母

【药　　性】苦，寒；归肺经、心经。

【功效主治】

（1）清热化痰：风热、燥热、痰热咳嗽，风热咳嗽，配桑叶、前胡；痰热郁肺咳嗽，配瓜蒌、知母。

（2）开郁散结：瘰疬痰核，配玄参、牡蛎；瘿瘤，配海藻、昆布；疮痈，配连翘、蒲公英；肺痈，配鱼腥草、芦根。

【用法用量】煎服，3～10 g。反乌头。

五、瓜　　蒌

【药　　性】甘、微，寒；归肺经、胃经、大肠经。

【功效主治】

（1）清热化痰：小儿膈热，咳嗽痰喘，久延不愈者，单用本品，或配知母、浙贝母；痰热内结，咳痰黄稠，胸闷而大便不畅者，配黄芩、胆南星。

（2）宽胸散结：痰浊痹阻，胸阳不通之胸痹，配薤白；痰热结胸，胸膈痞满，按之则痛者，配黄连、半夏；肺痈咳吐脓血，配鱼腥草、芦根；肠痈，配败酱草、红藤；乳痈初起，红肿热痛，配当归、乳香，或配蒲公英、金银花。

（3）润肠通便：肠燥便秘，配火麻仁、郁李仁。

【用法用量】煎服，全瓜蒌10～20 g，瓜蒌皮6～12 g，瓜蒌仁10～15 g，打碎入煎。反乌头。

【知 识 点】瓜蒌仁偏润肺滑肠，瓜蒌皮偏利气宽胸。胸痹要药。

六、竹　　茹

【药　　性】甘，微寒；归肺经、胃经。

【功效主治】

（1）清热化痰：肺热咳嗽，痰黄稠者，配瓜蒌、桑白皮；痰火内扰，心烦不眠者，配枳实、半夏。

（2）除烦止呕：胃热呕吐，配黄连、半夏；胃虚有热而呕，配陈皮。

（3）凉血止血：吐血、衄血、崩漏等。

【用法用量】煎服6～10 g。清热化痰生用，姜汁炙用止呕。

七、竹　　沥

【药　　性】甘，寒；归心经、肝经、肺经。

【功效主治】

（1）清热豁痰：痰热咳喘，配半夏、黄芩。

（2）定惊利窍：中风痰迷，惊痫癫狂等。中风口噤，本品配姜汁；小儿惊风，配胆南星、牛黄。

【用法用量】煎服30～50 g，冲服。本品不能久藏，但可熬膏瓶贮，称竹沥膏。用安瓿密封装置，可以久藏。

【知 识 点】治痰热咳喘，痰稠难咯，顽痰胶结最宜。

八、天 竺 黄

【药　　性】甘，寒；归心经、肝经。

【功效主治】清热化痰、清心定惊：小儿惊风，中风癫痫，热病神昏等心肝经痰热证。小儿痰热惊风，配麝香、胆南星；中风痰壅、癫痫等，配黄连、菖蒲；热病神昏谵语，配牛黄、连翘。

【用法用量】煎服3～6 g，研粉冲服，每次0.6～1 g。

【知 识 点】小儿痰热惊风要药。

九、海 藻

【药　　性】咸，寒；归肝经、肾经。

【功效主治】

（1）消痰软坚：瘿瘤，配昆布、贝母；瘰疬，配夏枯草、玄参；睾丸肿痛，配橘核、昆布。

（2）利水消肿：脚气浮肿及水肿，配泽泻。

【用法用量】煎服，10～15 g。反甘草。

十、昆　布

【药　　性】咸，寒；归肝经、肾经。

【功效主治】消痰软坚、利水消肿：同海藻，常相须为用。

【用法用量】煎服，6～12 g。

【知　识　点】尤善治痰滞经络、郁结成肿块诸证。

十一、黄　药　子

【药　　性】苦，平；有毒；归肺经、肝经。

【功效主治】

（1）化痰软坚、散结消瘿：瘿瘤，单用浸酒，或配海藻、牡蛎。

（2）清热解毒：疮疡肿毒，咽喉肿痛及毒蛇咬伤等，单用或配其他清热解毒药。

（3）凉血止血：血热引起的吐血、衄血、咯血等。

【用法用量】煎服，5～15 g，研末服，1～2 g，不宜过量。

十二、海　蛤　壳

【药　　性】咸，寒；归肺经、胃经。

【功效主治】

（1）清热化痰：肺热，痰火之咳嗽气喘等。热痰咳喘，配桑白皮、海浮石；痰火内郁，灼伤肺络之胸胁疼痛咯吐痰血，配青黛。

（2）软坚散结：瘿瘤、痰核等，配海藻、昆布。

（3）利尿制酸：水气浮肿，小便不利及胃痛泛酸。

【用法用量】煎服，10～15 g；蛤粉包煎，宜先煎。软坚散结生用，制酸止痛煅用。

第3节　止咳平喘药

味或辛或苦或甘，性或温或寒，质地有润、燥之异，止咳平喘之理就有所不同，有宣肺、清肺、润肺、降肺、敛肺及化痰之别。有的药物偏于止咳，有的药物偏于平喘，有的则止咳平喘皆有。主治咳喘。常用药物如下。

一、苦　杏　仁

【药　　性】苦，微温；归肺经、大肠经。

【功效主治】

（1）止咳平喘：咳嗽气喘。风寒咳喘，配麻黄；风热咳嗽，配桑叶、菊花；燥热咳嗽，配桑叶、贝母；肺热咳喘，配石膏。

（2）润肠通便：肠燥便秘，配柏子仁、郁李仁。

【用法用量】煎服，3～10 g。宜打碎入煎。

【附　　药】甜杏仁润肺止咳，润肠通便。

【知　识　点】治咳喘要药。

二、苏　　子

【药　　性】辛，温；归肺经、大肠经。

【功效主治】

（1）降气化痰　痰壅气逆，咳嗽气喘，常配白芥子、莱菔子。

（2）止咳平喘：若上盛下虚之久咳痰喘，配肉桂、当归。

（3）润肠通便：肠燥便秘，配杏仁、火麻仁。

【用法用量】煎服，5～10 g。

【知识点】长于降气消痰，治痰壅气逆咳喘要药。

三、百　部

【药　性】甘、苦，微温；归肺经。

【功效主治】

（1）润肺止咳：新久咳嗽，百日咳，肺痨咳嗽。风寒咳嗽，配荆芥、桔梗；久咳不已，气阴两虚，配黄芪、沙参；肺痨咳嗽，阴虚者，配沙参、麦冬；百日咳，单用，或配贝母。

（2）杀虫：蛲虫，阴道滴虫，头虱、体虱及疥癣。

【用法用量】煎服，5～15 g；外用适量。久咳虚嗽宜蜜炙用。

【知识点】功专润肺止咳，无论外感、内伤、暴咳、久咳均可。肺痨咳嗽、久咳虚嗽要药。

四、紫　菀

【药　性】辛、甘、苦，温；归肺经。

【功效主治】

（1）润肺化痰止咳：咳嗽有痰。风寒犯肺，咳嗽咽痒，配荆芥、桔梗；阴虚劳嗽，痰中带血，配阿胶、贝母。

（2）开宣肺气：肺痈、胸痹及小便不通。

【用法用量】煎服，5～10 g。外感暴咳生用，肺虚久咳蜜炙用。

【知 识 点】与款冬花相比，祛痰力强。咳嗽无论新久、寒热虚实皆可用。

五、款 冬 花

【药　　性】辛、微苦，温；归肺经。

【功效主治】润肺下气、化痰止咳：多种咳嗽。寒嗽，常配麻黄；肺热咳喘，配桑白皮、瓜蒌；肺气虚而咳，配人参、黄芪；阴虚燥咳，配沙参、麦冬；喘咳日久痰中带血，配百合；肺痈咳、吐脓痰，配桔梗、薏苡仁。

【用法用量】煎服，5～10 g。外感暴咳宜生用，肺虚久咳宜蜜炙用。

【知 识 点】与紫菀相比，偏下气止咳。

六、马 兜 铃

【药　　性】苦、微辛，寒；归肺经、大肠经。

【功效主治】润肺下气、化痰止咳：肺热咳喘。肺热咳嗽痰喘者最宜，配桑白皮、黄芩；肺虚火盛，喘咳咽干，或痰中带血者，配阿胶。

【用法用量】煎服，3～10 g；外用适量，煎汤熏洗。一般生用，肺虚久咳炙用。

【知 识 点】宜于肺热咳嗽痰喘。肺虚久咳炙用。

七、枇　杷　叶

【药　　性】苦，微寒；归肺经、胃经。

【功效主治】

（1）清肺化痰止咳：肺热咳嗽，配桑叶、前胡；燥热咳喘，配桑白皮、知母；肺虚久咳，配阿胶、百合。

（2）降逆止呕：胃热呕吐、哕逆，常配陈皮、竹茹。

【用法用量】煎服，5~10g。鲜品加倍；止咳宜炙用，止呕宜生用。

八、桑　白　皮

【药　　性】甘，寒；归肺经。

【功效主治】

（1）泻肺平喘：肺热喘咳，配地骨皮；水饮停肺，胀满喘急，配麻黄、杏仁；肺虚有热而咳喘气短、潮热、盗汗者，配人参。

（2）利水消肿：水肿，如风水、皮水等，配茯苓、大腹皮。

【用法用量】煎服，5~15g。泻肺利水、平肝清火宜生用，肺虚咳嗽宜蜜炙用。

【知 识 点】与葶苈子相比，泻肺平喘力强。

九、葶　苈　子

【药　　性】苦、辛，大寒；归肺经、膀胱经。

【功效主治】

（1）泻肺平喘：痰涎壅盛，喘咳不得平卧之证，常佐大枣，配苏子、桑白皮、杏仁。

（2）利水消肿：水肿、悬饮、胸腹积水、小便不利等。腹水肿满属湿热蕴阻，配防己、椒目；结胸证之胸胁积水，配杏仁、大黄、芒硝。

【用法用量】煎服，5~10 g。研末服，3~6 g。

【知识点】与桑白皮相比，利水消肿力强。泻肺平喘要药。

十、白　　果

【药　　性】甘、苦、涩，平；有毒；归肺经。

【功效主治】

（1）敛肺定喘：哮喘痰嗽。肺肾两虚之虚喘，配五味子、胡桃肉；哮喘痰嗽兼风寒引发，配麻黄；外感风寒而内有蕴热而喘，配麻黄、黄芩；肺热燥咳，喘咳无痰，配天冬。

（2）收涩止带，固精缩尿：妇女带浊，属脾肾亏虚带下清稀者最宜，配山药、莲子；湿热带下，色黄腥臭者，配黄柏、车前子；小便频数、遗尿，配熟地、山萸肉。

【用法用量】煎服，5~10 g，捣碎。

【附　　药】银杏叶敛肺平喘，活血止痛，涩肠止泻、止带浊。

【知识点】有毒，不可多用，小儿尤当注意。

第15章 安 神 药

凡以安神定志为主要作用，用治心神不安病症的药物，称为安神药。心藏神，肝藏魂，人体神志的变化与心、肝二脏的功能活动有密切关系，安神药主归心经、肝经，具有重镇安神、养心安神的作用。主要用于心神不宁、惊悸、失眠、健忘、多梦，以及惊风、癫痫、癫狂等证。

第1节 重镇安神药

多为矿石、化石类药物，具有质重沉降之性，重则能镇，重可去怯，故有重镇安神、平惊定志、平肝潜阳等作用。主要用于心火炽盛、痰火扰心、惊吓等引起的心神不宁、心悸失眠，以及惊痫、癫狂、肝阳上亢等证。常用药物如下。

一、朱 砂

【药　　性】甘，寒；有毒；归心经。

【功效主治】

（1）镇心安神：心火亢盛之心神不宁、烦躁不眠，配黄连、莲子心；心血虚者，配当归、生地；阴血虚者，配酸枣仁、柏子仁；惊恐或心气虚心神不宁，加入猪心炖服。高热神昏、惊厥，配牛黄、麝香；小儿急惊风，配牛黄、全蝎；癫痫卒昏抽搐，配磁石。

（2）清热解毒：疮疡肿毒，配雄黄、大戟；咽喉肿痛，口舌生疮，配冰片、硼砂。

【用法用量】入丸散或研末冲服，每次0.3～1 g，每日2～3次。外用适量。有毒，不可多用或持续服。

【知 识 点】安神要药，尤宜心火亢盛。忌火煅，火煅析出水银，有剧毒。

二、磁　　石

【药　　性】咸，寒；归心经、肝经、肾经。

【功效主治】

（1）镇惊安神：肾虚肝旺，肝火上炎，扰动心神，或惊恐气乱，神不守舍所致之心神不宁、惊悸、失眠及癫痫，配朱砂、神曲。

（2）平肝潜阳：肝阳上亢之头晕目眩、急躁易怒等，配石决明、牡蛎。

（3）聪耳明目：肾虚耳鸣、耳聋，配熟地、山茱萸；肝肾不足，目暗不明，配枸杞子、白菊花。

（4）纳气定喘：肾气不足，摄纳无权之虚喘，配五味子、胡桃肉。

【用法用量】煎服，15～30 g，宜打碎先煎。入丸散，每次1～3 g。镇惊安神，平肝潜阳生用；聪耳明目，纳气定喘宜醋淬后用。

三、龙　　骨

【药　　性】甘、涩，平；归心经、肝经、肾经。

【功效主治】

（1）镇惊安神：心神不宁，心悸失眠，健忘多梦等症，配朱砂、酸枣仁；惊痫抽搐，癫狂发作者，配牛黄、胆南星。

（2）平肝潜阳：肝阳上亢之头晕目眩、烦躁易怒等，配代赭石、牡蛎。

（3）收敛固涩：滑脱诸证。肾虚遗精、滑精，配牡蛎、沙苑子；心肾两虚，小便频数者，配桑螵蛸、龟板；气虚不摄，冲任不固之崩漏、带下，配黄芪、乌贼骨；表虚自汗、阴虚盗汗，配黄芪、牡蛎。

【用法用量】煎服，15～30 g，入煎剂宜先煎。外用适量。镇惊安神，平肝潜阳生用，收敛固涩煅用。

【知 识 点】重镇安神、平肝潜阳要药，善治各种神志失常之证及肝阳上亢之头晕目眩。

【附 药】龙齿更长于镇惊安神。

四、琥　珀

【药 性】甘，平；归心经、肝经、膀胱经。

【功效主治】

（1）镇惊安神：心神所伤，神不守舍之心神不宁、惊悸失眠，健忘多梦等症，配朱砂、远志；小儿惊风，高热、神昏抽搐，及癫痫发作，痉挛抽搐等症，配天竺黄、胆南星。

（2）活血散瘀：瘀血阻滞证。阴囊及妇女阴唇血肿、产后血瘀肿痛等证，单用研末冲服；血瘀气阻之经闭、痛经，配当归、莪术；心血瘀阻，胸痹、心痛，与三七共研末服；癥瘕痞块，配三棱、鳖甲。

（3）利尿通淋：淋证、癃闭，配金钱草、海金沙、木通。

【用法用量】不入煎剂。研末冲服，每次1.5～3 g。

第2节　养心安神药

多为植物种子、种仁类药物，具有甘润滋养之性，故有滋养心肝，养阴补血，交通心肾等作用。主要用于阴血不足，心脾两虚，心肾不交等导致的心悸、怔忡、虚烦不眠、健忘多梦、遗精、盗汗等证。常用药物如下。

一、酸　枣　仁

【药　性】甘、酸，平；归心经、肝经、胆经。

【功效主治】

（1）养心益肝，安神：心悸失眠。阴血虚，心失所养之心悸、怔忡、失眠、健忘等症，配当归、何首乌；肝虚有热之虚烦不眠，配知母、茯苓；心脾两虚之心悸失眠，配当归、黄芪；心肾不足，阴虚阳亢之心悸失眠、健忘梦遗，配麦冬、生地。

（2）敛汗：体虚自汗、盗汗，配五味子、山茱萸。

【用法用量】煎服，10～20 g。研末吞服，每次

1.5～3 g。

【知识点】养心安神要药，主要用于心肝血虚之心悸、失眠。

二、柏子仁

【药　　性】甘，平；归心经、肾经、大肠经。

【功效主治】

（1）养心安神：心悸失眠。心阴不足虚烦不眠、惊悸、盗汗，配五味子、人参；心肾不交之心悸不宁、心烦少寐、梦遗健忘，配麦门冬、熟地。

（2）润肠通便：老年人、体虚者肠燥便秘，配火麻仁、郁李仁。

【用法用量】煎服，10～20 g。

【知识点】养心安神主要用于心阴虚及心肾不交、心悸失眠。

三、远　志

【药　　性】苦、辛，微温；归心经、肾经、肺经。

【功效主治】

（1）宁心安神：惊悸，失眠健忘。心肾不交之心神不宁、惊悸不安，失眠健忘等，配人参、龙齿。

（2）祛痰开窍：痰阻心窍，癫痫发狂。癫痫昏仆、痉挛抽搐，配半夏、天麻；癫狂发作，配石菖蒲、郁金；咳嗽痰多，黏稠，咳吐不爽，配杏仁、贝母。

（3）消散痈肿：痈疽疮毒，乳房肿痛。一切痈疽，单用研末，黄酒送服，并外用调敷患处即效。

【用法用量】煎服，5～10 g。外用适量。

【知 识 点】为交通心肾，安定神志之佳品，用治心肾不交之心神不宁

四、合 欢 皮

【药　　性】甘，平；归心经、肝经。

【功效主治】

（1）安神解郁：情志不遂，愤怒忧郁而致烦躁不宁、失眠多梦，单用或配柏子仁、夜交藤。

（2）活血消肿：跌打损伤、骨折肿痛，配红花、桃仁；内、外痈，疮肿疮毒诸证，配蒲公英、紫花地丁。

【用法用量】煎服，10～30 g。

【附　　药】合欢花功用相似，长于安神解郁。

【知 识 点】安神解郁适宜于愤怒忧郁之烦躁不宁、失眠多梦者。

五、夜 交 藤

【药　　性】甘，平；归心经、肝经。

【功效主治】

（1）养心安神：虚烦不眠，多梦等证。阴虚血少之失眠多梦、心神不宁，配合欢花；阴虚阳亢，彻夜不眠，配龙齿、柏子仁。

（2）祛风通络：血虚身痛，风湿痹痛，配鸡血藤、桑寄生；皮肤瘙痒，煎汤外洗。

【用法用量】煎服，10～30 g。

【知 识 点】养心安神多用于阴虚血少之失眠多梦、心神不宁。

第16章　平肝息风药

凡以平肝潜阳、息风止痉为主要作用，主治肝阳上亢或肝风内动病症的药物，称为平肝息风药。皆归肝经，多为介类、昆虫等动物及矿物药，具有平肝潜阳、息风止痉及镇静安神等作用，主要用治肝阳上亢、肝风内动的病证。分为以平肝阳为主要作用的平抑肝阳药和以息肝风、止痉搐为主要作用的息风止痉药两类。

第1节　平抑肝阳药

多为质重之介类或矿石类药物，具有平肝潜阳或平抑肝阳之效，以及清肝热、安心神等作用。主要用于肝阳上亢之头晕目眩、头痛、耳鸣，肝火上攻之面红目赤、头痛头昏、烦躁易怒等证。常用药物如下。

一、石　决　明

【药　　性】咸，寒；归肝经。

【功效主治】

（1）平肝潜阳：肝阳上亢，头晕目眩。肝肾阴虚，肝阳上亢眩晕证，配生地、白芍；肝阳上亢并肝火亢盛头晕头痛、烦躁易怒者，配夏枯草、钩藤、菊花。

（2）清肝明目：肝火上炎之目赤肿痛，配夏枯草、决明子；阴虚血少之目暗不明，雀盲眼花，配熟地、枸杞子；风热目赤、翳膜遮睛，配蝉蜕、菊花。

【用法用量】煎服，15～30 g。应打碎先煎。平肝、清肝宜生用，外用点眼宜煅用、水飞。

【知 识 点】凉肝镇肝要药。

二、珍 珠 母

【药　　性】咸，寒；归肝经、心经。

【功效主治】

（1）平肝潜阳：肝阳眩晕、头痛、耳鸣，配牡蛎、白芍；肝阳上亢并有肝热烦躁易怒者，配钩藤、菊花、夏枯草。

（2）清肝明目：肝热目赤、翳障，配石决明、菊花；肝虚目暗、视物昏花，配枸杞子、女贞子；夜盲雀目，配苍术、猪肝或鸡肝同煮。

（3）镇心安神：心悸失眠，心神不宁，配朱砂、龙骨；癫痫、惊风抽搐，配天麻、钩藤。

【用法用量】煎服，15～30 g，宜打碎先煎。外用适量。外用燥湿敛疮，用于湿疮瘙痒。

三、牡　　蛎

【药　　性】咸、涩，微寒；归肝经，肾经。

【功效主治】

（1）平肝潜阳：水不涵木，阴虚阳亢，眩晕耳鸣之证，配龙骨、龟板；热病日久，灼烁真阴，阴虚内动，四肢抽搐之证，配龟板、鳖甲。

（2）软坚散结：痰火郁结之痰核、瘰疬，配浙贝母、玄参；血瘀气结之癥瘕痞块，配鳖甲、丹参。

（3）收敛固涩：遗精、滑精、遗尿、尿频、崩漏、带下、自汗、盗汗等多种正虚不固，滑脱之证，与煅龙骨，配相应的补虚及收涩药物。

【用法用量】煎服，10~30 g。宜打碎先煎。煅用制酸止痛。收敛固涩煅用，余生用。

【知 识 点】平肝潜阳要药。

四、代 赭 石

【药　　性】苦，寒；归肝经、心经。

【功效主治】

（1）平肝潜阳：肝阳上亢，头晕目眩。肝阳上亢肝火盛者，配石决明、夏枯草；肝肾阴虚，肝阳上亢，配龟板、牡蛎。

（2）重镇降逆：胃气上逆之呕吐、呃逆、噫气等，配旋覆花、半夏；气逆喘息，哮喘有声，卧睡不得者，单用研末，米醋调服；肺肾不足，阴阳两虚之虚喘，配党参、山茱萸。

（3）凉血止血：血热妄行之吐血、衄血，配白芍、竹茹；血热崩漏下血，配禹余粮、赤石脂、五灵脂。

【用法用量】煎服，10~30 g，宜打碎先煎。平肝潜阳，重镇降逆生用；止血煅用。

【知 识 点】善降逆气为其特长。

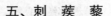

五、刺蒺藜

【药　性】苦、辛，平；归肝经。

【功效主治】

（1）平肝疏肝：肝阳上亢并头晕目眩，配钩藤、菊花、珍珠母；肝郁气滞，胸胁胀痛，配柴胡、香附；产后肝郁乳汁不通、乳房胀痛，单用研末或配穿山甲、王不留行。

（2）祛风明目：风热目赤肿痛、多泪多眵或翳膜遮睛等，配菊花、决明子；风疹瘙痒，配防风、荆芥；白癜风，单品研末。

【用法用量】煎服，6～15 g。

第2节　息风止痉药

主归肝经，以息肝风、止痉抽为主要功效。主要用于温热病热极动风、肝阳化风及血虚生风等所致的眩晕欲仆、项强肢颤、痉挛抽搐等症，以及风阳夹痰、痰热上扰之癫痫、惊风抽搐，或风毒侵袭引动内风之破伤风痉挛抽搐、角弓反张等症。常用药物如下。

一、牛　黄

【药　性】咸，寒；归肝经、心经。

【功效主治】

（1）息风止痉：温热病及小儿惊风之壮热神昏，惊厥抽搐等症，配朱砂、全蝎、钩藤。

（2）化痰开窍：温热病热入心包，中风，惊风，癫痫等痰热蒙蔽心窍所致神昏、口噤、痰鸣等症，单用为末，淡竹沥化服，或配麝香、栀子、黄连。

（3）清热解毒：咽喉肿痛，口舌生疮，配黄芩、雄黄；咽喉肿痛、溃烂，与珍珠为末吹喉；痈疽、疔毒、乳岩、瘰疬等，配麝香、乳香、没药。

【用法用量】入丸散0.2～0.5 g。外用适量，研细末敷患处。

二、羚 羊 角

【药　　性】咸，寒；归肝经、心经。

【功效主治】

（1）平肝息风：肝风内动，惊痫抽搐。温热病热邪炽盛，热极动风之高热神昏、痉厥抽搐，配钩藤、菊花；癫痫惊悸，配钩藤、郁金。肝阳上亢，头晕目眩，配石决明、牡蛎。

（2）清肝明目：肝火上炎，目赤头痛，配龙胆草、决明子、黄芩。

（3）清热解毒：温热病神昏、壮热、躁狂、抽搐等症，配石膏、寒水石；热毒发斑，本品入白虎汤中。

【用法用量】煎服，1～3 g。单煎2小时以上，取汁服。磨汁或研粉服，每次0.3～0.6 g。

【附　　药】山羊角平肝镇惊。

【知 识 点】治肝风内动，惊痫抽搐要药，最宜热极生风。

三、钩　　藤

【药　　性】甘，微寒；归肝经，心包经。

【功效主治】

（1）息风止痉：肝风内动，惊痫抽搐。小儿惊风壮热神昏、牙关紧闭、手足抽搐等，配天麻、全蝎；温热病热极生风，痉挛抽搐，配羚羊角、白芍；诸痫啼叫痉挛抽搐，配天竺黄、蝉蜕。

（2）清热平肝：头痛，眩晕。属肝火者，配夏枯草、栀子；属肝阳者，配天麻、石决明。小儿夜啼，配蝉蜕、薄荷。

【用法用量】煎服，10～15 g。加热后易破坏有效成分钩藤碱，故不宜久煎，一般不超过20分钟。

【知 识 点】治疗肝风内动，惊痫抽搐常用药，又为治肝火上攻或肝阳上亢之头痛、眩晕佳品。

四、天　　麻

【药　　性】甘，平；归肝经。

【功效主治】

（1）息风止痉：肝风内动，惊痫抽搐。小儿急惊风，配羚羊角、钩藤；小儿脾虚慢惊，配人参、白术；破伤风痉挛抽搐、角弓反张，配天南星、白附子。

（2）平抑肝阳：肝阳上亢之眩晕、头痛，配钩藤、石决明；风痰上扰之眩晕、头痛，配半夏、白术。

（3）祛风通络：风中经络手足不遂、肢体麻木、痉挛抽搐等症，配川芎；风湿痹痛关节屈伸不利者，配秦艽、羌活、桑枝。

【用法用量】煎服，3～10 g。研末冲服，每次1～1.5 g。

【知识点】止眩晕之良药。治各种病因之肝风内动，惊痫抽搐，不论寒热虚实。

五、地　　龙

【药　　性】咸，寒；归肝经、脾经、膀胱经。

【功效主治】

（1）清热息风：温热热极生风神昏谵语、痉挛抽搐，单用煎服，或配钩藤、牛黄；小儿惊风，高热、痉抽，研末与朱砂共为丸服。高热、狂躁或癫痫，单用鲜品，同盐化为水，饮服。

（2）通络：气虚血滞、半身不遂。中风后经络不利、半身不遂、口眼㖞斜等，配黄芪、当归。关节红肿热痛、屈伸不利之热痹，配防己、秦艽；风寒湿痹，肢体关节麻木、疼痛、屈伸不利等症，配川乌、天南星。

（3）平喘：肺热哮喘，单用研末内服，或配麻黄、石膏、杏仁。

（4）利尿：热结膀胱，小便不利或尿闭不通，鲜品捣烂浸水取浓汁服，或配车前子、木通。

【用法用量】煎服，5～15 g。鲜品10～20 g。研末冲服，每次1~2 g。

【知识点】通络适宜治疗热痹。

六、全　蝎

【药　性】辛，平；有毒；归肝经。

【功效主治】

（1）息风止痉：各种原因之痉挛抽搐，配蜈蚣，研细末服。如小儿急惊风高热，神昏、抽搐，配羚羊角、钩藤；小儿慢惊风抽搐，配党参、白术；痰迷癫痫抽搐，配郁金、白矾；破伤风痉挛抽搐、角弓反张，配蜈蚣、天南星；风中经络，口眼㖞斜，配白僵蚕、白附子。

（2）攻毒散结：疮疡肿毒，瘰疬结核。

（3）通络止痛：风湿顽痹，配川乌、白花蛇；顽固性偏正头痛，配蜈蚣、白僵蚕，或单用研末。

【用法用量】煎服，2~5 g，研末吞服，每次0.6~1 g，外用适量。

【知识点】止眩晕之良药。治各种病因之肝风内动，惊痫抽搐，不论寒热虚实。

七、蜈　蚣

【药　性】辛，温；有毒；归肝经。

【功效主治】

（1）息风止痉：各种原因之痉挛抽搐，与全蝎相须，研细末服。

（2）攻毒散结：疮疡肿毒，瘰疬结核。

（3）通络止痛：风湿顽痹，配防风、独活；久治不愈之顽固性头痛或偏正头痛，配天麻、川芎、白僵蚕。

【用法用量】煎服，1～3 g，研末吞服，每次0.6～1 g。外用适量。

【知识点】与全蝎功用相近，常相须为用息内风止痉及搜风止痉。

八、僵　　蚕

【药　　性】咸、辛，平；归肝经、肺经。

【功效主治】

（1）息风止痉：惊痫抽搐。小儿痰热急惊，配全蝎、牛黄；小儿脾虚久泻，慢惊抽搐，配党参、白术；破伤风痉挛抽搐、角弓反张，配蜈蚣、全蝎、钩藤。

（2）祛风止痛：风中经络，口眼㖞斜，配全蝎、白附子。肝经风热上攻之头痛、目赤肿痛、迎风流泪等症，配桑叶、木贼、荆芥；风热上攻，咽喉肿痛、声音嘶哑者，配桔梗、荆芥；风疹瘙痒，单用研末，或配蝉蜕、薄荷。

（3）化痰散结：痰核，瘰疬，配浙贝母、夏枯草、连翘。

【用法用量】煎服3～10 g，研末吞服，每次1～1.5 g。散风热宜生用，余多制用。

【附　　药】僵蛹与僵蚕功用相近，但作用和缓。

【知识点】适宜惊风、癫痫挟有痰热者。

第17章 开 窍 药

　　凡具辛香走窜之性，以开窍醒神为主要作用，用于治疗闭证神昏病症的药物，称为开窍药。味辛、芳香，善于走窜，皆归心经，有通关开窍、启闭醒神的作用。主要用治温病热陷心包、痰浊蒙清窍之神昏谵语，以及惊风、癫痫、中风等卒然昏厥、痉挛抽搐等症。常用药物如下。

一、麝　　香

　　【药　　性】辛，温；归心经、脾经。

　　【功效主治】

　　（1）开窍醒神：闭证神昏。温病热陷心包，痰热蒙蔽心窍，小儿惊风及中风痰厥等热闭神昏，配牛黄、冰片；中风卒昏，中恶胸腹满痛等寒浊或痰湿阻闭气机，蒙蔽神明之寒闭神昏，配苏合香、檀香、安息香。

　　（2）活血通经：血瘀经闭、癥瘕，配红花、桃仁；血瘀心腹暴痛，配木香、桃仁；跌打损伤、骨折扭伤，配乳香、没药；痹证疼痛，顽固不愈者，配独活、威灵仙。

　　（3）止痛：疮疡肿毒，配雄黄、乳香；咽喉肿痛，配牛黄、蟾酥。

　　（4）催产：难产，死胎，胞衣不下，与肉桂为散。

　　【用法用量】入丸散，每次0.06～0.1 g。外用适量。不宜入煎剂。

【知 识 点】醒神回苏要药。最宜闭证神昏。

二、冰　片

【药　　性】辛、苦，微寒；归心经、脾经、肺经。

【功效主治】

（1）开窍醒神：闭证神昏。热病神昏、痰热内闭、暑热卒厥、小儿惊风等热闭，配牛黄、麝香。

（2）清热止痛：目赤肿痛，单用点眼，或配炉甘石、硼砂；咽喉肿痛，口舌生疮，配硼砂、朱砂；风热喉痹，配灯芯草、黄柏；疮疡肿毒，溃后不敛。

【用法用量】入丸散，每次0.03～0.1 g。外用适量。不宜入煎剂。

【知 识 点】宜治热闭。

三、苏　合　香

【药　　性】辛，温；归心经、脾经

【功效主治】

（1）开窍醒神：寒闭神昏。中风痰厥、惊痫等属于寒邪、痰浊内闭者，配麝香、安息香。

（2）辟秽止痛：痰浊，血瘀或寒凝气滞之胸脘痞满、冷痛等，配冰片。

【用法用量】入丸散，每次0.3～1 g。不入煎剂。

【知 识 点】宜治寒闭。

四、石　菖　蒲

【药　　性】辛、苦，温；归心经、胃经。

【功效主治】

（1）开窍宁神：痰湿蒙蔽清窍之神志昏迷。痰热蒙蔽，高热、神昏谵语者，配郁金、半夏；痰热癫痫抽搐，配枳实、竹茹；湿浊蒙蔽，头晕，嗜睡，健忘，耳鸣，耳聋等症，配茯苓、远志、龙骨。

（2）化湿和胃：湿浊中阻，脘闷腹胀，配砂仁、苍术；湿热毒盛，痢疾后重，不纳水谷之噤口痢，配黄连、石莲子、茯苓。

【用法用量】煎服，5～10 g。鲜品加倍。外用适量。

【知 识 点】宜治痰湿秽浊蒙蔽清窍所致神志昏乱。

第18章 补 虚 药

凡以补虚扶正，纠正人体气血阴阳虚衰的病理偏向，以治疗肝虚证为主的药物，称为补虚药。大多具有甘味，能够扶助正气，补益精微，具有补虚作用。主要用治人体正气虚弱、精微物质亏耗引起的精神萎靡，体倦乏力，面色淡白或萎黄，心悸气短，脉象虚弱等。补虚药的补虚作用又有补气、补阳、补血及补阴的不同分别主治气虚证、阳虚证、血虚证和阴虚证。分为补气药、补阳药、补血药和补阴药四类。

第1节 补 气 药

味多甘温或甘平，能补益脏腑之气。补气又包括补脾气、补肺气、补心气、补元气等，故补气药的主治有：脾气虚之食欲不振，脘腹虚胀，大便溏薄，神疲乏力，面色萎黄，甚或浮肿，脱肛，脏器下垂等；肺气虚之气少不足以息，动则益甚，咳嗽无力，声音低怯，甚或喘促，体倦神疲，易出虚汗等；心气虚之心悸怔忡，胸闷气短，活动后加剧等；元气虚之轻者，常表现为某些脏气虚；元气虚极欲脱，可见气虚短促，脉微欲绝。常用药物如下。

一、人 参

【药 性】甘、微苦，平；归心经、肺经、脾经。

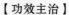

【功效主治】

（1）大补元气：气虚欲脱，脉微欲绝的危重证候，无论因大失血、大吐泻或久病、大病所致，单用人参大量浓煎服；如兼见四肢逆冷，阳气衰微者，配附子，兼见汗多口渴，气阴两伤者，配麦冬、五味子。

（2）补脾益肺：脾气不足的倦怠乏力，食少便溏等证，配白术、茯苓。肺气虚弱的短气喘促，懒言声微，脉虚自汗等，配黄芪、五味子；喘促日久，肺肾两虚，配胡桃肉、蛤蚧。

（3）生津止渴：热病气津两伤，身热口渴，配石膏、知母；消渴证，配天花粉、生地黄。

（4）安神益智：气血亏虚的心悸，失眠，健忘等证，单用或配生地、丹参、酸枣仁。

【用法用量】 汤剂，5～10 g；急重症，可酌增为15～30 g。宜文火另煎兑服。研末吞服，每次1.5～2 g。畏五灵脂。

【知识点】 功擅大补元气。脾肺气虚诸证主药。虚劳内伤第一要药。东北产为佳品。野山参补益力较大。园参晒干或烘干，称生晒参，适用于气阴不足者；园参经蒸制后的干燥品，称红参，性温，适用于阳气虚弱者；产于朝鲜人参，又名高丽参或别直参，功效同红参，但药力较强。人参叶解暑热、生津液、降虚火。

二、西　洋　参

【药　　性】甘、微苦，寒；归心经、肺经、肾经。

【功效主治】

（1）补气养阴：阴虚火旺的喘咳痰血证，配知母、川贝母、阿胶。

（2）清火生津：热病气阴两伤，烦倦，口渴，配鲜生地、鲜石斛。

【用法用量】另煎兑服，3～6 g。

【知 识 点】气阴不足而火盛者之佳品。

三、党　　参

【药　　性】甘、平；归脾经、肺经。

【功效主治】

（1）补中益气：脾气虚的体虚倦怠，食少便溏等，配黄芪、白术；肺气亏虚之咳嗽气促，语声低弱等，配黄芪、五味子。

（2）生津，养血：气津两伤的气短口渴，配麦冬、五味子；气血双亏的面色萎黄，头晕心悸，配当归、熟地黄。

【用法用量】煎服，10～30 g。

【知 识 点】宜慢性气虚证，虚不受补者。

四、太　子　参

【药　　性】甘、微苦，平；归脾经、肺经。

【功效主治】补气生津：脾气虚弱、胃阴不足的食少倦怠，配山药、石斛；气虚津伤的肺虚燥咳，配北沙参、麦冬；气阴两虚的心悸不眠、多汗，配酸枣仁、五味子。

【用法用量】煎服，10～30 g。

【知 识 点】为补气药中的一味清补之品，尤宜热病后气阴不足，且多用于小儿科。补气力比人参、党参差。

五、黄 芪

【药 性】甘，微温，归脾经、肺经。

【功效主治】

（1）补气升阳：脾胃气虚及中气下陷诸证。①脾胃气虚证。脾虚气短，食少便溏，倦怠乏力等，配白术；气虚较甚，配人参；中焦虚寒，腹痛拘急，配桂枝、白芍；气虚阳弱，体倦多汗，配附子。②中气下陷证。脾阳不升，中气下陷，而见久泻脱肛，内脏下垂者，配人参、升麻。

（2）利水消肿：气虚水湿失运的浮肿，小便不利，配防己、白术。

（3）益卫固表：肺气虚弱，咳喘气短，配紫菀、五味子；表虚卫阳不固的自汗，且易外感者，配白术、防风。

（4）托疮（毒）生肌：气血不足，疮疡内陷的脓成不溃或久溃不敛。脓成不溃，配当归、穿山甲；久溃不敛，配当归、人参。

【用法用量】煎服，10～15 g，大剂量30～60 g。益气补中宜蜜炙，其他方面多生用。

【知 识 点】有"补气之长"美称，又为补气升阳要药。体弱表虚、肌表不固的自汗、盗汗良药。疮痈圣药。气虚浮肿尿少要药。

六、白　术

【药　性】苦、甘，温；归脾经、胃经

【功效主治】

（1）补气健脾：脾气虚弱，食少神疲，配人参、茯苓；脾胃虚寒，腹满泄泻，配人参、干姜；脾虚而有积滞，脘腹痞满，配枳实。

（2）燥湿利水：脾虚水停所致痰饮，水肿，小便不利。痰饮，配桂枝、茯苓；水肿，配茯苓、泽泻。

（3）止汗：脾虚气弱，肌表不固而汗多，单用为散服，或配黄芪、浮小麦。

（4）安胎：脾虚气弱，胎动不安，配砂仁。

【用法用量】煎服，10～15 g。补气健脾炒用，于术（生于浙江于潜地区）更佳，燥湿利水生用，健脾止泻炒焦用

【知 识 点】补脾专药，脾虚诸证要药。痰饮、水肿良药。

七、山　药

【药　性】甘，平；归脾经、肺经、肾经。

【功效主治】

（1）益气养阴：阴虚内热，口渴多饮，小便频繁的消渴证，配黄芪、生地、天花粉。

（2）补脾肺肾：①脾胃虚弱证。脾虚食少，体倦便溏，及妇女带下，儿童消化不良的泄泻等，配人参或党参、白术、茯苓。②肺肾虚弱证。肺虚咳喘，或肺肾两虚久咳久喘，配人参、麦冬、五味子。

（3）固精止带：肾虚不固的遗精、尿频等，配熟地、山茱萸、菟丝子；肾虚不固，带下清稀，绵绵不止，配熟地、山茱萸。

【用法用量】煎服，10～30，大量可达60～250 g。研末吞服，每次6～10 g。益气养阴生用，健脾止泻炒黄用。

【知 识 点】平补气阴良药。

八、白 扁 豆

【药　　性】甘，微温；归脾经、胃经。

【功效主治】

（1）健脾化湿：脾虚湿盛，运化失常，而见食少便溏或泄泻，及脾虚而湿浊下注，白带过多等证，配人参、白术、茯苓。

（2）和中消暑：暑湿吐泻，单用水煎服，或配香薷、厚朴。食物中毒的呕吐，鲜品研水绞汁服。

【用法用量】煎服，10～30 g。健脾止泻宜炒用，消暑、解毒宜生用。

【知 识 点】具有补而不腻，化湿不燥特点，脾虚夹湿证常用。

九、甘　草

【药　　性】甘，平；归心经、肺经、脾经、胃经。

【功效主治】

（1）补中益气：心气不足的心动悸，脉结代，配人参、阿胶、桂枝；脾气虚弱的倦怠乏力，食少便溏，配党参、白术。

（2）清热解毒：热毒疮疡，配金银花、连翘；咽喉肿痛，配桔梗；药物、食物中毒，无特殊解毒药时，单用或与绿豆或大豆煎汤服。

（3）缓急止痛：脘腹及四肢挛急作痛。阴血不足，筋失所养而挛急作痛者，配白芍；脾胃虚寒，营血不能温养所致者，配桂枝、白芍、饴糖。

（4）祛痰止咳：痰多咳嗽。属风寒咳嗽，配麻黄、杏仁；肺热咳嗽，配石膏、麻黄、杏仁；寒痰咳喘，配干姜、细辛；湿痰咳嗽，配半夏、茯苓。

（5）调和药性：用于药性峻猛的方剂中，能缓和烈性或减轻毒副作用，又可调和脾胃。

【用法用量】煎服，3～10 g。清热解毒宜生用，补中缓急宜炙用。湿盛胀满、浮肿者不宜用。反大戟、芫花、甘遂、海藻。

【知　识　点】号称国老。久服较大剂量的生甘草，可引起浮肿等。

十、大　　枣

【药　　性】甘，温；归脾经、胃经。

【功效主治】

（1）补中益气：脾虚食少便溏，倦怠乏力，配党参、白术。

（2）养血安神：血虚萎黄，配熟地、阿胶；妇女脏躁，神志不安，配甘草、小麦。

（3）缓和药性：用于药性较峻烈的方剂中，可以减少烈性药的副作用，并保护正气。

【用法用量】劈破煎服，10～30 g；亦可去皮核捣烂为丸服。

十一、蜂　　蜜

【药　　性】甘，平；归脾经、肺经、大肠经。

【功效主治】

（1）补中缓急：脾气虚弱及中虚脘腹挛急疼痛，配芍药、甘草。

（2）润燥：肺虚燥咳，干咳咯血，配人参、生地；肠燥便秘，单用30～60 g冲服，或配当归、黑芝麻、何首乌。

（3）解毒：乌头类毒药之解毒。

【用法用量】煎服或冲服，15～30 g。制丸剂、膏剂或栓剂等，随方适量。外敷疮疡不敛、水火烫伤等，宜适量。

【知 识 点】李时珍谓其"与甘草同功""和百药"。

第2节 补 阳 药

性味多甘温或咸温或辛热，能温补人体之阳气。肾阳为一身之元阳，乃诸阳之本，肾阳之虚得补，他脏腑得以温煦，从而消除或改善全身的阳虚诸证。主要适用肾阳不足的畏寒肢冷，腰膝酸软，性欲淡漠，阳痿早泄，宫冷不孕或精寒不育，尿频遗尿；肾阳虚而不能纳气的呼多吸少，咳嗽喘促；肾阳衰微，火不生土，脾失温运的浮肿冷痛，黎明泄泻；肾阳虚的精髓亦虚的眩晕耳鸣，须发早白，筋骨痿软，小儿发育不良，囟门不合，齿迟行迟；肾阳虚而气化不行的水泛为肿。以及下元虚冷，冲任失调，崩漏不止，带下清稀等证。常用药物如下。

一、鹿 茸

【药 性】甘、咸，温；归肾经、肝经。

【功效主治】

（1）壮肾阳、益精血、强筋骨：肾阳不足，精血亏虚的阳痿早泄，宫寒不孕，尿频不禁，头晕耳鸣，腰膝酸痛，肢冷神疲等，单服，或同山药浸酒服，或配人参、巴戟天。

（2）调冲任、固带脉：冲任虚寒，带脉不固的崩漏不止，配当归、阿胶；白带过多，配狗脊、白蔹为末，用艾煎醋汁，打糯米糊为丸。

（3）托疮毒：疮疡久溃不敛，脓出清稀，或阴疽内陷不起，配黄芪、当归、肉桂。

【用法用量】研细末，每日3次分服，1～3g，入丸散，随方配制。

【附　　药】鹿角补肾助阳（药力薄弱），活血散瘀消肿。鹿角胶温补肝肾，益精血，止血。鹿角霜温肾助阳，收敛止血。

【知 识 点】元阳不足，精血亏虚要药。

二、巴 戟 天

【药　　性】甘、辛，微温；归肾经、肝经

【功效主治】

（1）补肾阳，益精血：肾阳虚弱的阳痿，不孕，月经不调，少腹冷痛等。阳痿，不孕，配淫羊藿、仙茅；下元虚冷，少腹冷痛，月经不调，配高良姜、肉桂、吴茱萸。

（2）强筋骨，祛风湿：肝肾不足的胫骨痿软，腰膝疼痛，或风湿久痹，步履艰难，配杜仲、萆薢。

【用法用量】煎服，10～15g。

三、淫 羊 藿

【药　　性】甘、辛，温；归肝经、肾经。

【功效主治】

（1）温肾壮阳：肾阳虚的阳痿，不孕及尿频等，单味浸酒服，或配熟地、枸杞子、巴戟天。

（2）强筋骨，祛风湿：肝肾不足的筋骨痹痛，风湿拘挛麻木等。肢体麻木拘挛，单用浸酒服；兼见筋骨痿软，步履艰难者，配杜仲、巴戟天、桑寄生。

【用法用量】煎服，5～10 g。亦可浸酒、熬膏或入丸散。

【知 识 点】治阳痿之要药。

四、补 骨 脂

【药　　性】辛、苦，温；归肾经、脾经。

【功效主治】

（1）补肾助阳、固精缩尿：肾阳不足，命门火衰，腰膝冷痛，阳痿，遗精，尿频等。腰膝冷痛，配杜仲、胡桃肉；阳痿，配菟丝子、沉香；遗精，与青盐等分同炒为末服。

（3）温脾止泻：脾肾阳虚泄泻，配五味子、肉豆蔻、吴茱萸。

（4）纳气平喘：肾不纳气的虚喘，配人参、肉桂、沉香。

【用法用量】煎服，6～15 g。外用适量。

【知 识 点】内服宜炒用，外治多生用。脾肾阳虚、下元不固要药。

五、益 智 仁

【药　　性】辛，温；归肾经、脾经。

【功效主治】

（1）补肾助阳、固精缩尿：肾气虚寒，遗精滑精，遗尿尿频等。遗精，配补骨脂、龙骨；遗尿或夜尿频多，配山药、乌药。

（2）温脾止泻、开胃摄唾：脾胃虚寒泄泻，配白术、干姜；口多涎唾或小儿流涎不禁，配党参、白术、陈皮。

【用法用量】煎服，3～10 g。

【知 识 点】尤善固精缩尿。尤以脾肾虚寒、口多涎唾为必用。

六、肉 苁 蓉

【药　　性】甘、咸，温；归肾经、大肠经。

【功效主治】

（1）补肾阳，益精血：肾阳不足，精血亏虚的阳痿，不孕，腰膝酸软，筋骨无力。阳痿不育，配熟地、菟丝子；宫冷不孕，配鹿角胶、当归；腰膝酸软，筋骨无力，配巴戟天、萆薢。

（2）润肠通便：肠燥便秘，配当归、枳壳。

（3）温脾止泻：脾肾阳虚泄泻，配五味子、肉豆蔻、吴茱萸。

【用法用量】煎服，10～15 g；单用大剂量煎服，可用至30 g。

【知 识 点】润肠通便，肾阳不足，精血亏虚者尤宜。

七、菟 丝 子

【药　　性】甘，温；归肝经、肾经、脾经。

【功效主治】

（1）补肾固精：肾虚腰痛，阳痿遗精，尿频，带下等证。腰膝酸痛，配杜仲；阳痿遗精，配枸杞子、五味子；小便不禁，配桑螵蛸、鹿茸；带下，尿浊，配茯苓、莲子。

（2）养肝明目：肝肾不足，目失所养而致目昏目暗，视力减退之证，配熟地、枸杞子。

（3）止泻：脾肾虚泻，配人参、白术、补骨脂。

（4）安胎：肝肾不足的胎动不安，配川续断、桑寄生、阿胶。

【用法用量】煎服，10～15 g。外用适量。

八、沙 苑 子

【药　　性】甘，温；归肝经、肾经。

【功效主治】

（1）补肾固精：肾虚阳痿，遗精早泄，小便遗沥，白带过多及腰痛等。阳痿遗精，尿频带下，配龙骨、莲须；肾虚腰痛，单用。

（2）养肝明目：肝肾不足的眩晕目昏，配枸杞子、菟丝子。

【用法用量】煎服，10～15 g。

九、杜　　仲

【药　　性】甘，温；归肝经、肾经。

【功效主治】

（1）补肝肾、强筋骨：肝肾不足的腰膝酸痛，下肢痿软及阳痿，尿频等症。腰痛脚弱，配补骨脂、胡桃肉；阳痿尿频，配山萸肉、菟丝子、覆盆子。

（2）安胎：肝肾亏虚，下元虚冷的妊娠下血，胎动不安，或习惯性流产等。胎动腰痛如坠，配续断研末，枣肉为丸，或配续断、菟丝子。

【用法用量】 煎服，10~15 g。炒用疗效较生用佳。

【知 识 点】 肝肾不足的腰膝酸痛、筋骨萎软要药。胎动不安、胎漏下血良药。

十、续　　断

【药　　性】 苦、甘、辛，温；归肝经、肾经。

【功效主治】

（1）补肝肾、强筋骨、疗伤续折：肝肾不足，腰痛脚弱，风湿痹痛，及跌扑损伤，骨折，肿痛等。腰膝酸痛，软弱无力，配杜仲、牛膝；风寒湿痹，配萆薢、防风、牛膝；跌扑损伤、骨折、肿痛等，配骨碎补，自然铜。

（2）止血安胎：肝肾虚弱，冲任失调的胎动欲坠或崩漏经多等。胎漏下血，胎动欲坠或习惯性流产，配桑寄生、菟丝子；崩漏经多，配黄芪、地榆、艾叶。

【用法用量】 煎服，10~15 g。外用适量研末敷。

十一、蛤　　蚧

【药　　性】 咸，平；归肺经、肾经。

【功效主治】

（1）助肾阳，益精血：肾阳不足，精血亏虚的阳痿，单用浸酒服，或配人参、鹿茸、淫羊藿。

（2）补肺气，定喘咳：肺肾两虚，肾不纳气的虚喘久嗽，配人参。

【用法用量】研末服，每次1～2 g，每日服3次。亦可浸酒服，或入丸、散剂。

【知 识 点】治虚喘劳咳要药，尤对肾不纳气之虚喘尤为有效。

十二、冬 虫 夏 草

【药　　性】甘，平；归肺经、肾经。

【功效主治】

（1）益肾壮阳：肾虚腰膝酸软，阳痿遗精，单用浸酒，或配淫羊藿、巴戟天、菟丝子。

（2）补肺平喘、止血化痰：肺虚或肺肾两虚之久咳虚喘，劳嗽痰血。劳嗽痰血，配北沙参、川贝母；喘咳短气，配人参、胡桃肉。

【用法用量】煎汤或炖服，5～10 g。

【知 识 点】平补肺肾之品。滋养补虚佳品，病后体虚不复，自汗畏寒等，与鸭肉、鸡肉、猪肉等炖服，有补虚扶正之效。

十三、紫 河 车

【药　　性】甘，咸，温；归心经、肺经、肾经

【功效主治】

（1）温肾补精：肾气不足，精血亏虚的不孕，阳痿遗

精，腰酸耳鸣等，可单用，或配鹿茸、人参、当归；肺肾两虚的喘嗽，可单用或随症配人参、蛤蚧、胡桃肉。

（2）益气养血：气血不足，萎黄消瘦，产后乳少等，配党参、黄芪。

【用法用量】 研末或装胶囊吞服，每次1.5～3 g，每日2～3次。也可用鲜品煨食，每次半个或一个，一周2～3次。

【知识点】 滋养补虚佳品。阴阳气血均补。肺肾两虚的虚喘证良药。

第3节　补　血　药

性味多甘温或甘平，质地滋润，主入心肝血分，能补肝养心或益脾，主要具有补血之功，有的兼能滋养肝肾。主要适用于心肝血虚所致的面色萎黄，唇爪苍白，眩晕耳鸣。心悸怔忡，失眠健忘，或月经愆期，量少色淡，甚至经闭，脉细弱等证。常用药物如下。

一、当　归

【药　性】 甘、辛，温；归肝经、心经、脾经。

【功效主治】

（1）补血：心肝血虚，面色萎黄，眩晕心悸等，常配熟地、白芍；若气血两虚者，配黄芪、人参。

（2）活血，调经，止痛：①血虚或血虚而兼有瘀滞的月经不调，痛经，经闭等症。因气滞血瘀所致，配香附、

桃仁、红花；偏血热者，配赤芍、牡丹皮。②血虚，血滞
而兼有寒凝，以及跌打损伤，风湿痹阻的疼痛证。血滞兼
头痛，配川芎、白芷；气血瘀滞的胸痛、胁痛，配郁金、
香附；虚寒腹痛，配桂枝、白芍；血痢腹痛，配黄芩、黄
连；癥瘕积聚，配三棱、莪术；跌打损伤，配乳香、没
药；风湿痹痛、肢体麻木，配羌活、桂枝。③痈疽疮疡初
期，配金银花、连翘；痈疽溃后，气血亏虚，配人参、黄
芪、熟地黄。

（3）润肠：血虚肠燥便秘，配火麻仁、肉苁蓉。

【用法用量】煎服，5～15 g。一般生用，为加强活血
则酒炒用。补血用当归身，活血用当归尾，补血活血（和
血）用全当归

【知 识 点】补血补而不滞，补血要药。妇科要药。

二、熟 地 黄

【药　　性】甘，微温；归肝经、肾经。

【功效主治】

（1）补血滋阴：①血虚萎黄，眩晕，心悸失眠，月
经不调，崩漏等症，配当归、白芍。②肾阴不足的潮热骨
蒸、盗汗、遗精、消渴等，配山萸肉、山药。

（2）益精填髓：肝肾精血亏虚的腰膝酸软，眩晕耳
鸣，须发早白等，配何首乌、枸杞子、菟丝子。

【用法用量】煎服，10～30 g。

【知 识 点】补血、止血和滋阴要药，滋补肝肾阴血

要药。

三、白　芍

【药　性】苦、酸、甘，温；归肝经、脾经。

【功效主治】

（1）养血调经：血虚或阴虚有热的月经不调，崩漏等，常配当归、熟地；若阴虚有热，月经先期、量多，或崩漏不止，可加阿胶、地骨皮。

（2）平肝止痛：肝阴不足，肝气不舒或肝阳偏亢的头痛、眩晕、胁肋疼痛、脘腹四肢拘挛作痛等证。肝阳上亢的头痛眩晕，配生地黄、牛膝；肝郁胁肋疼痛，配当归、白术；脘腹手足挛急疼痛，配甘草；肝脾不调，腹痛泄泻，配防风、白术。

（3）敛阴止汗：阴虚盗汗，配生地黄、牡蛎、浮小麦；营卫不和的表虚自汗证，配桂枝。

【用法用量】煎服，10～15 g；大量15～30 g。养血调经炒用或酒炒用，平肝、敛阴多生用。

四、阿　胶

【药　性】甘，平；归肺经、肝经、肾经。

【功效主治】

（1）补血：血虚萎黄，眩晕，心悸等，配熟地黄、当归、黄芪。

（2）止血：多种出血证。血热吐衄，配蒲黄、生地黄；吐衄咳唾失血，虚倦神怯，配人参、白及；肺破嗽血，配人参、天冬；便血如下豆汁，配当归、赤芍；先便后血，配白芍、黄连；冲任不固，崩漏及妊娠下血，配生地黄、艾叶。

（3）滋阴润燥：阴虚及燥证。温燥伤肺，干咳无痰，配麦冬、杏仁；热病伤阴，虚烦不眠，配白芍、鸡子黄；热病伤阴，液涸风动，手足瘛疭，配龟板、牡蛎、白芍。

【用法用量】入煎汤，5～15 g，烊化兑服；止血常用阿胶珠，可以同煎。

【知识点】山东产的为佳品。止血要药，尤适宜兼见阴虚、血虚证者。

五、何 首 乌

【药　　性】制首乌甘、涩，微温；归肝经、肾经。生首乌甘、苦，平；归心经、肝经、大肠经。

【功效主治】

（1）制何首乌补益精血，固肾乌须：血虚而兼头晕目眩，心悸失眠，萎黄无力，肝肾精血亏虚的眩晕耳鸣，腰膝酸软，遗精崩带，须发早白等证。血虚萎黄、失眠健忘等，配熟地黄、当归；肝肾精血亏虚，配当归、枸杞子。

（2）生何首乌截疟解毒，润肠通便：体虚久疟，肠燥便秘及痈疽、瘰疬等证。体虚久疟，气血耗伤，配人参、当归；肠燥便秘，血虚津亏者，配当归、火麻仁；痈疽疮疡，配金银花、连翘；血燥生风，皮肤瘙痒，疮疹等，配荆芥、防风等内服，或同艾叶煎汤外洗。

【用法用量】煎服，10～30 g。补益精血用制首乌，截疟、润肠、解毒宜用生首乌。

【知识点】滋补良药，尤为治须发早白、早衰要药。

第4节 补 阴 药

性味多甘寒（或偏凉）质润，能补阴、滋液、润燥。补阴包括补肺阴、补（脾）胃阴、补肝阴、补肾阴、补心阴等。主要用于皮肤、咽喉、口鼻、眼目干燥或肠燥便秘、午后潮热、盗汗、五心烦热、两颧发红，或头晕目眩。以及不同脏腑的阴虚证，如干咳少痰、咯血或声音嘶哑的肺阴虚证；口干咽燥、胃脘隐痛、饥不欲食，或干呕呃逆的胃阴虚证；食纳减少、食后腹胀、便秘、唇干少津、干呕、呃逆、舌干苔少的脾气阴两虚证；头晕耳鸣、两目干涩，或肢体痉挛、爪甲不荣的肝阴虚证；头晕目眩、耳鸣耳聋、牙齿松动、腰膝酸痛、遗精的肾阴虚，心悸怔忡、失眠多梦的心阴虚证。常用药物如下。

一、北 沙 参

【药　性】甘、微苦，微寒；归肺经、胃经。

【功效主治】

（1）养阴清肺：肺阴虚的肺热燥咳，干咳少痰，或劳嗽久咳，咽干音哑等，配麦冬、玉竹、天花粉。

（2）益胃生津：胃阴虚或热伤胃阴，津液不足的口渴咽干，舌质红绛，胃脘隐痛、嘈杂、干呕等，配麦冬、石斛。

【用法用量】煎服，10～15 g。反藜芦。

二、南 沙 参

【药　　性】甘，微寒；归肺经、胃经。

【功效主治】

（1）养阴清肺，化痰：肺阴虚的肺热燥咳，干咳少痰，或痰粘不易咯出者，配麦冬、桑叶、知母。

（2）益气：热病后气津不足或脾胃虚弱，而见咽干口燥，舌红少津，食少不饥者，配麦冬、石斛、山药、谷芽。

【用法用量】煎服，10～15 g。反藜芦。

三、百　　合

【药　　性】甘，微寒；归肺经、心经。

【功效主治】

（1）养阴润肺止咳：肺阴虚的燥热咳嗽，痰中带血，配款冬花；肺虚久咳，劳嗽咯血，配生地黄、玄参、川贝母。

（2）清心安神：热病余热未清，虚烦惊悸，失眠多梦，配知母、生地黄。

【用法用量】煎服，10～30 g。清心宜生用，润肺蜜炙用。

【知 识 点】热病余热未清之心烦失眠尤宜。

四、麦　冬

【药　　性】甘、微苦，微寒；归心经、肺经、胃经。

【功效主治】

（1）养阴润肺：肺阴不足，而有燥热的干咳痰粘、劳热咳嗽等。燥咳痰粘，咽干鼻燥，配桑叶、杏仁；劳热咳嗽，配天冬。

（2）益胃生津：胃阴虚或热伤胃阴，口渴咽干，大便燥结等。热伤胃阴的口渴，配玉竹、沙参；热病津伤，肠燥便秘，配玄参、生地黄。

（3）清心除烦：阴虚内热的心烦不眠，配生地黄、酸枣仁；温热病邪扰心营，身热烦躁，舌绛而干，配黄连、生地黄、竹叶心。

【用法用量】煎服，10～15 g。

【知　识　点】偏治中上二焦。

五、天　冬

【药　　性】甘、苦，寒；归肺经、肾经。

【功效主治】

（1）养阴润燥：阴虚肺热的燥热咳嗽，配麦冬、沙参、川贝母；劳嗽咯血，或干咳痰粘，痰中带血，配麦冬、川贝母、生地黄。

（2）清火，生津：肾阴不足，阴虚火旺的潮热盗汗、遗精等，配熟地黄、知母、黄柏；内热消渴，或热病伤津的口渴，配人参、生地黄；热伤津液的肠燥便秘，配生地黄、玄参。

【用法用量】煎服，10～15 g。

【知 识 点】偏治下焦。

六、石　　斛

【药　　性】甘，微寒；归胃经、肾经。

【功效主治】

（1）养阴清热：热病伤津，低热烦渴，口燥咽干，舌红少苔，配生地黄、麦冬。

（2）益胃生津：胃阴不足，口渴咽干，食少呕逆，胃脘嘈杂、隐痛或灼痛，舌光少苔等，配麦冬、竹茹、白芍。

（3）补肾养肝明目及强筋骨。肾虚目暗，视力减退，内障失明等，配菊花、枸杞子；肾虚痿痹，腰脚痿弱，配熟地黄、怀牛膝。

【用法用量】煎服，10～15 g；鲜品，15～30 g。

【知 识 点】治胃阴不足之佳品，兼虚热证最尤宜。

七、玉　　竹

【药　　性】甘，微寒；归肺经、胃经。

【功效主治】

（1）养阴润燥：阴虚肺燥的干咳少痰，配麦冬、沙参、川贝母。

（2）生津止渴：热病伤津，烦热口渴，配生地黄、麦冬；消渴，配生地黄、天花粉。

【用法用量】煎服，10 ~ 15 g。

【知 识 点】用于阴虚外感，有养阴不恋邪的特点。

八、黄　　精

【药　　性】甘，平；归脾经、肺经、肾经。

【功效主治】

（1）滋肾润肺：①阴虚肺燥咳嗽，干咳少痰，单用煎膏服，或配沙参、川贝母；肺肾阴虚的劳嗽久咳，配生地黄、天冬、百部。②肾虚精亏的头晕，腰膝酸软，须发早白，配枸杞子；消渴，配生地黄、麦冬、天花粉。

（2）补脾益气：脾胃气虚而倦怠乏力，食欲不振，脉象虚软，配党参、白术；脾胃阴虚而致口干食少，饮食无味，舌红无苔，配石斛、麦冬、山药。

【用法用量】煎服，10 ~ 30 g。

【知 识 点】性质滋腻，易助湿邪。

九、枸 杞 子

【药　　性】甘，平；归肺经、肾经。

【功效主治】补肝肾，明目：肾虚腰酸、遗精等，配熟地黄、沙苑子、菟丝子；肝肾阴虚，视力模糊，配菊花、生地黄；消渴，配生地黄、麦冬、天花粉。

【用法用量】煎服，10 ~ 15 g。

十、墨 旱 莲

【药　　性】甘、酸，寒；归肝经、肾经。

【功效主治】

（1）补肝肾阴：肝肾阴虚的头晕目眩，须发早白，腰膝酸软，遗精耳鸣等，配女贞子。

（2）凉血止血：阴虚血热的咯血、衄血、便血、尿血、崩漏等，可单用，或配生地、阿胶、蒲黄，外用亦可。

【用法用量】煎服，10~15 g。

十一、女 贞 子

【药　性】甘、苦，凉；归肝经、肾经。

【功效主治】补肝肾阴，乌须明目：肝肾阴虚的目暗不明，视力减退，须发早白，腰酸耳鸣及阴虚发热等。目暗不明，配熟地、菟丝子；须发早白，配墨旱莲、桑葚；阴虚发热，配地骨皮、生地黄。

【用法用量】煎服，10~15 g。

十二、龟 甲

【药　性】甘、咸，寒；归肝经、肾经、心经。

【功效主治】

（1）滋阴潜阳：阴虚内热，阴虚阳亢及热病阴虚动风等证。阴虚内热，骨蒸盗汗，配熟地黄、知母、黄柏；阴虚阳亢，头晕目眩，配生地黄、石决明；热病伤阴，虚风内动，舌干红绛，手足蠕动，配生地黄、牡蛎、鳖甲。

（2）益肾健骨：肾虚腰膝痿软，筋骨不健，小儿囟门不合，齿迟、行迟等，配熟地黄、锁阳、牛膝。

（3）固经止血：阴虚血热，冲任不固的崩漏、月经过多等，配椿根皮、黄柏、香附。

（4）养血补心：心虚惊悸，失眠，健忘，配龙骨、远志。

【用法用量】入汤剂，15～30 g；宜先煎。

十三、鳖　　甲

【药　　性】咸，寒；归肝经、肾经。

【功效主治】

（1）滋阴潜阳：阴虚发热，阴虚阳亢，阴虚风动等证。阴虚发热，配青蒿、秦艽、知母；阴虚阳亢，头晕目眩，配生地黄、牡蛎、菊花；热病伤阴，阴虚风动，舌干红绛，手足蠕动，配生地黄、牡蛎、龟甲。

（2）软坚散结：癥瘕积聚，疟母等，配柴胡、牡丹皮。

（3）固经止血：阴虚血热，冲任不固的崩漏、月经过多等，配椿根皮、黄柏、香附。

【用法用量】入汤剂，15～30 g；宜先煎。滋阴潜阳生用，软坚散结醋炙用。

【知　识　点】阴虚发热要药。

第19章 收 涩 药

　　凡以收敛固涩为主要作用，以治疗各种滑脱病证为主的药物，称为收涩药，又称固涩药。味多酸涩，性温或平，主归肺、脾肾、大肠经。具有固表止汗、敛肺止咳、涩肠止泻、固精缩尿、收敛止血、止带等作用。主要用于久病体虚、正气不固、脏腑功能衰退所致的自汗、盗汗、久咳虚喘、久泻、久痢、遗精、滑精、遗尿、尿频、崩带不止等滑脱不禁病证。分为固表止汗药、敛肺涩肠药和固精缩尿止带药四类。

第1节　固表止汗药

　　性味多甘平，性收敛，主归肺经、心经，能行肌表，调节卫分，固护腠理，而具固表止汗之功。常用于肺脾气虚，卫阳不固，腠理不密，津液外泄的自汗证及肺肾阴虚，阴虚则生内热，热迫津液外泄的盗汗证。常用药物如下。

一、麻　黄　根

　　【药　　性】甘，平；归肺经。

　　【功效主治】敛肺止汗：自汗、盗汗。气虚自汗，配黄芪、白术；阴虚盗汗，配生地黄、五味子、牡蛎；产后虚汗不止，配当归、黄芪。治虚汗，与牡蛎共研细末，外扑身上可止汗。

【用法用量】煎服，3~9 g。外用适量。

【知 识 点】临床止汗专药。

二、浮 小 麦

【药　　性】甘，凉；归心经。

【功效主治】

（1）止汗，益气：阳虚自汗，阴虚盗汗皆可应用，单用炒焦研末，米汤调服。自汗，配黄芪、煅牡蛎、麻黄根；盗汗，配五味子、麦冬、地骨皮。

（2）除热：阴虚发热，骨蒸劳热，配玄参、麦冬、生地黄。

【用法用量】煎服，15~30 g；研末服，3~5 g。

【附　　药】小麦养心除烦，治心神不安，烦躁失眠，妇人脏躁证。

【知 识 点】表邪汗出者忌用。

第2节 敛肺涩肠药

味多酸涩，性收敛，主归肺或大肠经，具有敛肺止咳喘和涩肠止泻痢的作用。前者主要用于肺虚喘咳，久治不愈和肺肾两虚，摄纳无权的肺肾虚喘证；后者主要用于大肠虚寒不能固摄和脾肾虚寒所致的久泻、久痢。常用药物如下。

一、五　味　子

【药　性】酸、甘，温；归肺经、心经、肾经。

【功效主治】

（1）敛肺滋肾：肺虚久咳，配罂粟壳；肺肾两虚喘咳，配山茱萸、熟地黄、淮山；寒饮咳喘，配麻黄、细辛、干姜。

（2）生津敛汗：热伤气阴，汗多口渴，配人参、麦冬；阴虚内热，口渴多饮之消渴，配淮山、知母、天花粉。自汗、盗汗，配麻黄根、牡蛎。

（3）涩肠止泻：脾肾虚寒久泻不止，配补骨脂、吴茱萸、肉豆蔻。

（4）宁心安神：阴虚亏损，心神不安之心悸，失眠，多梦，配生地黄、丹参、酸枣仁。

【用法用量】煎服，3~6 g；研末服，每次1~3 g。

二、乌　　梅

【药　性】酸、涩，平；归肝经、脾经、肺经、大肠经。

【功效主治】

（1）敛肺止咳：肺虚久咳少痰或干咳无痰，配罂粟壳、杏仁。

（2）涩肠止泻、止血：①久泻、久痢，配罂粟壳、诃子。②崩漏下血。

（3）生津止渴：虚热消渴，单用煎服，或配天花粉、麦冬、人参。

（4）安蛔止痛：蛔虫引起的腹痛、呕吐、四肢厥冷的蛔厥病证，配细辛、川椒、黄连、附子。

【用法用量】煎服，3～10 g，大剂量可用至30 g。外用消疮毒，并治胬肉外突，外用适量，捣烂或炒炭研末外敷。止泻止血宜炒炭用。

【知识点】适用于肺虚久咳少痰或干咳无痰之证。蛔厥证要药。

三、五倍子

【药　　性】酸、涩，寒；归肺经、大肠经、肾经。

【功效主治】

（1）敛肺降火：肺虚久咳，配五味子、罂粟壳；肺热咳嗽，配瓜蒌、黄芩、贝母。

（2）涩肠止泻：久泻、久痢，配诃子、五味子。

（3）固精止遗：肾虚遗精、滑精，配龙骨、茯苓。

（4）敛汗止血：①自汗、盗汗，单用研末，与荞面等分做饼，煨熟食之；或研末水调敷肚脐处。②崩漏下血，可单用，或配棕榈炭、血余炭；便血痔血，配槐花、地榆，或煎汤熏洗患处。

（5）解毒、消肿、收湿、敛疮：疮疖肿毒、湿疮流水、溃疡不敛、脱肛不收、子宫下垂等，研末或煎汤熏洗。

【用法用量】煎服，3～9 g；入丸散服，每次1～

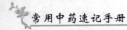

1.5 g。外用适量。研末外敷或煎汤熏洗。

【知 识 点】涩中有清，滑脱诸证兼有热者为宜。

四、诃　子

【药　　性】苦、酸、涩，平；归肺经、大肠经。

【功效主治】

（1）敛肺止咳，利咽开音：肺虚久咳、失音，配人参、五味子；痰热郁肺，久咳失音，配桔梗、甘草。

（2）涩肠止泻：虚寒久泻、久痢或脱肛者，配干姜、罂粟壳、陈皮。

【用法用量】煎服，3～10 g。敛肺止咳、利咽开音生用，涩肠止泻煨用。

五、肉　豆　蔻

【药　　性】辛，温；归脾经、胃经、大肠经。

【功效主治】

（1）涩肠止泻：脾胃虚寒，久泻不止者，配肉桂、党参、白术；脾肾阳虚，五更泄泻者，配补骨脂、五味子、吴茱萸。

（2）温中行气：胃寒气滞、脘腹胀痛、食少呕吐等证，配木香、干姜。

【用法用量】煎服，3～9 g；入丸散，每次0.5～1 g。内服须煨熟去油用。

【知 识 点】涩而不滞气，行而不破气。

六、赤 石 脂

【药　　性】甘、涩，温；归大肠经、胃经。

【功效主治】

（1）涩肠止泻：虚寒久泻久痢，滑脱不禁，脱肛等，常与禹余粮相须，或配干姜、粳米。

（2）收敛止血：崩漏、便血者，配禹余粮、乌贼骨；肝肾两虚，妇女赤白带下者，配鹿角霜、芡实。

（3）敛疮生肌：疮疡不敛，配龙骨、炉甘石、血竭等研末，撒于疮口；外用治湿疮流水、外伤出血。

【用法用量】煎服，10～20 g，外用适量。研细末撒患处或调敷。畏官桂。

【知 识 点】孕妇慎用。

第3节　固精缩尿止带药

味多酸涩，性收敛，主归肾经、膀胱经，具有固精、缩尿、止带的作用，某些药物甘温还兼有补肾之功。主要用于肾虚不固，膀胱失约所致的遗精、滑精、遗尿、尿频以及带下清稀等证。常用药物如下。

一、山 茱 萸

【药　　性】酸、涩，微温；归肝经、肾经。

【功效主治】

（1）补益肝肾：①肝肾阴虚，头晕目眩、腰酸耳鸣者，配熟地黄、淮山；肾阳不足，腰膝酸软、小便不利者，配肉桂、附子；肾阳虚阳痿者，配补骨脂、巴戟天、淫羊藿。②肾虚不固所致遗精、遗尿，配熟地黄、淮山，或配覆盆子等。

（2）收敛固涩：①肝肾亏损，冲任不固所致的崩漏下血及月经过多之证，配黄芪、白术、龙骨。②大汗不止，体虚欲脱者，配人参、附子、龙骨。

【用法用量】煎服，5~10 g，急救固脱20~30 g。

【知识点】补益肝肾要药。平补阴阳要药。补敛并俱佳品。

二、覆 盆 子

【药　　性】甘、酸，微温；归肝经、肾经。

【功效主治】

（1）补益肝肾：肾虚遗精、滑精、阳痿、早泄者，配枸杞子、菟丝子、五味子；肾虚遗尿、尿频者，配桑螵蛸、益智仁。

（2）益肾养肝：肝肾不足，目暗不明，配菟丝子、枸杞子。

【用法用量】煎服，5~10 g。

三、桑 螵 蛸

【药　　性】甘、咸，平；归肝经、肾经。

【功效主治】

（1）固精缩尿：肾虚遗精、滑精者，配山茱萸、菟丝子、沙苑子；小儿遗尿者，单用为末，米汤送服；心神恍

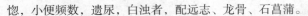

惚，小便频数，遗尿，白浊者，配远志、龙骨、石菖蒲。

（2）补肾助阳：肾虚阳痿，配鹿茸、肉苁蓉、菟丝子。

【用法用量】煎服，6~10 g。

四、海螵蛸

【药　　性】咸、涩，微温；归肝经、肾经。

【功效主治】

（1）固精止带：肾虚遗精者，配山茱萸、菟丝子、沙苑子；妇女赤白带下，配白芷、血余炭。

（2）收敛止血：崩漏下血，配茜草、棕榈炭、五倍子；吐血、便血等，配白及；外伤出血，单用研末外敷。

（3）制酸止痛：胃痛吐酸，配延胡索、白及、贝母。

（4）收湿敛疮：湿疮、湿疹，配黄柏、青黛、煅石膏研末外敷；溃疡多脓，久不愈合，单用研末外敷，或配煅石膏、枯矾、冰片等，研细末，撒敷患处。

【用法用量】煎服，6~12 g，散剂酌减。外用适量。

【知 识 点】妇女崩漏带下良药。胃痛吐酸佳品。

五、金 樱 子

【药　　性】酸、涩，平；归肾经、膀胱经、大肠经。

【功效主治】

（1）固精缩尿：肾虚不固所致遗精、滑精、遗尿、尿频、带下者，单用熬膏，或配芡实，或配其他补肾固涩之品。

（2）涩肠止泻：脾虚久泻久痢之证，单用煎服，或配罂粟壳、芡实，亦可配补气健脾药。

【用法用量】煎服，6～12 g。

六、莲　　子

【药　　性】甘、涩，平；归脾经、肾经、心经。

【功效主治】

（1）益肾固精：肾虚遗精、遗尿，配龙骨、芡实。

（2）固涩止带：脾虚带下者，配茯苓、白术；脾肾虚带下者，配党参、芍药、芡实。

（3）补脾止泻：脾虚食少、久泻，配茯苓、白术。

（4）养心安神：心肾不交之虚烦、心悸、失眠，配酸枣仁、茯神、远志。

【用法用量】煎服，10～15 g，去心打碎先煎。

【附　　药】莲须固肾涩精。莲房止血化瘀。荷叶清暑利湿，升阳止血。荷梗通气宽胸，和胃安胎。

【知 识 点】药食两用佳品。

七、芡　　实

【药　　性】甘、涩，平；归脾经、肾经。

【功效主治】

（1）益肾固精：肾虚不固之遗精、滑精等证，配金樱子，或莲子、牡蛎。

（2）补脾止泻：脾虚湿盛，久泻不愈之证，配白术、茯苓、扁豆。

（3）除湿止带：湿热带下，配黄柏、车前子；脾肾两虚之带下，配党参、白术、淮山。

【用法用量】煎服，10~15 g。

第20章 涌 吐 药

　　凡以诱发呕吐为主要作用，治疗毒物、宿食、痰涎等停滞在胃脘或胸膈以上所致病证为主的药物，称为涌吐药，又称催吐药。味多酸苦涩，主归胃经。具有涌吐毒物、宿食、痰涎的作用。主要用于误食毒物，停留胃中，未被吸收；或宿食停滞不化，尚未入肠，胃脘胀痛；或痰涎壅盛，阻于胸膈或咽喉，呼吸急促；或痰涎上涌，蒙蔽清窍，癫痫发作等证。常用药物如下。

一、常　　山

　　【药　　性】苦、辛，寒；有毒；归肺经、胃经、肝经。

　　【功效主治】

　　（1）涌吐痰涎：胸中痰饮，配甘草，水煎和蜜温服。

　　（2）截疟：疟疾，配草果、厚朴、槟榔。

　　【用法用量】煎服，4.5～9 g；入丸散酌减。涌吐可生用，截疟宜酒制用。治疗疟疾宜在寒热发作前半天或2小时服用。

　　【知 识 点】用于各种疟疾，尤其间日疟和三日疟。

二、瓜　　蒂

　　【药　　性】苦，寒；有毒；归胃经。

【功效主治】

（1）涌吐痰食：痰热郁于胸中及宿食停滞于胃所致的多种病症。痰热郁于胸中而为癫痫发狂，或喉痹喘息者，单用研末吞服取吐，或配郁金等分为末，温开水调服；宿食停滞胃中而致胃脘胀痛、烦闷不食、嗳腐等，配赤小豆为末，香豉煎汤送服。

（2）祛湿退黄：湿热黄疸，单用研末吹鼻；或单用本品煎汤内服；或研末送服。

【用法用量】 煎服，2.5～5 g；入丸散服，每次0.3～1 g。外用适量。研末吹鼻，待鼻中流出黄水即停药。

三、胆　矾

【药　　性】 酸、涩、辛，寒；有毒；归肝经、胆经。

【功效主治】

（1）涌吐痰涎：风痰壅塞，喉痹，癫痫，误食毒物。

（2）解毒收湿：风眼赤烂，口疮，牙疳。

（3）祛腐蚀疮：肿毒不溃或胬肉。

【用法用量】 温水化服，0.3～0.6g；外用适量。研末撒或调敷，或以水溶化后外洗。

第21章 解毒杀虫燥湿止痒药

凡以解毒疗疮、攻毒杀虫、燥湿止痒为主要作用的药物称为解毒杀虫燥湿止痒药。本类药物，以外用为主，兼可内服。主要用于疥癣、湿疹、痈疮疔毒、麻风、梅毒、毒蛇咬伤等病证。常用药物如下。

一、雄　　黄

【药　　性】辛，温；有毒；归心经、肝经、胃经。

【功效主治】

（1）解毒：痈毒疔疮，配乳香、没药；湿疹疥癣，配白矾等量为散，清茶调涂患处；毒蛇咬伤，单用雄黄粉，香油调涂患处或用黄酒冲服。

（2）杀虫：蛔虫等肠寄生虫病引起虫积腹痛，配槟榔、牵牛子。蛲虫病引起的肛门瘙痒。

（4）燥湿祛痰、截疟：哮喘、疟疾、惊痫等证。

【用法用量】外用适量，研末撒敷，或香油调敷。内服宜慎，不可过量久服。入丸散每次0.15～0.3 g。

二、硫　　黄

【药　　性】酸，温；有毒；归肾经、大肠经。

【功效主治】

（1）外用解毒杀虫止痒：疥疮，单用硫黄研末，麻油调涂患处；一切干湿癣，配石灰、铅丹等研细粉外撒；湿疥疮瘙痒，单用硫黄粉外敷，或配蛇床子、明矾。

（2）内服补火助阳通便：肾阳不足，下元虚冷而致寒喘，配附子、肉桂；肾阳虚阳痿，小便频数，配鹿茸、补骨脂；老年人肾阳不足，虚寒便秘，配半夏。

【用法用量】外用适量，研末撒敷，或香油调涂。入丸散1～3g。

【知　识　点】皮肤科外用良药，尤善疗疥疮。

三、白　　矾

【药　　性】酸、涩，寒；归肺经、脾经、肝经、大肠经。

【功效主治】

（1）外用解毒杀虫，收涩止痒：湿疹瘙痒，配煅石膏、冰片、研末外撒；疥癣、湿疮瘙痒，配硫黄、雄黄，研末外用；小儿鹅口疮，配朱砂研末外敷。

（2）内服止血，止泻，清热消痰：①风痰癫痫，配细茶研末，蜜丸服；风痰昏厥，配牙皂、半夏，姜汁调服；风痰癫狂，配郁金。②便血、崩漏，配五倍子、地榆；创伤出血，可单用，配松香研末外敷。③久泻、久痢，配五倍子、诃子。④还可用于脱肛、子宫脱垂、湿热黄疸。

【用法用量】外用适量，研末外敷，或化水熏洗。入丸散，1～3g。

四、蛇 床 子

【药　　性】辛、苦，温；归肾经。

【功效主治】

（1）杀虫止痒：妇女阴痒，男子阴囊湿痒，单用或配明矾、苦参、黄柏；湿疹、疥癣，单用煎汤外洗，或研末外掺或制成油膏擦敷；亦可配枯矾、苦参、黄柏、硼砂。

（2）温肾壮阳：肾阳衰微，下焦虚寒所致的男子阳痿、女子宫冷不孕之证，配熟地黄、菟丝子、五味子。

（3）祛风燥湿：寒湿带下、湿痹腰痛。

【用法用量】外用15～30 g，煎汤外洗；或适量研末外掺；或制成油膏、软膏、栓剂外用。煎服，3～10 g。一般只供外用。

五、土 荆 皮

【药　　性】辛，温；有毒；归肺经、脾经。

【功效主治】杀虫止痒：体癣，手足癣，头癣等各种癣病，单用浸酒涂擦或研末用醋调敷。

【用法用量】外用适量，浸酒涂擦，或研末醋调患处，或制成酊剂涂擦患处。

六、蜂　　房

【药　　性】甘，平；归肝经、胃经。

【功效主治】

（1）攻毒杀虫：痈疽，乳痈初起，焙黄研末内服，或煎汤外洗外敷；瘰疬，配玄参、蛇蜕等熬膏外贴；疥疮、头癣，研末猪脂调涂，或配蜈蚣、明矾，文火焙焦为末，麻油调涂。

（2）祛风止痒止痛：风湿痹痛，配桂枝、乌头、蜈蚣；隐疹瘙痒，配蝉蜕、白鲜皮；牙痛，单用或配细辛、花椒煎水含漱。

【用法用量】外用适量，研末油调敷；或煎水漱、洗患处。煎服6～12 g。

七、大　　蒜

【药　　性】辛，温；归脾经、胃经、肺经。

【功效主治】

（1）解毒杀虫：①痈肿疔毒，捣烂，入麻油适量和研调匀，贴患处；疥癣瘙痒，切片外擦或捣烂外敷，或制成30%凡士林软膏外擦脂调涂，或配蜈蚣、明矾，文火焙焦为末，麻油调涂。②钩虫、蛲虫病，配槟榔、鹤虱、苦楝皮。

（2）消肿，止痢：泄泻、痢疾、肺痨、百日咳病。

【用法用量】外用适量，捣烂外敷或切片外擦。煎服或生食或制成糖浆服，5～10 g。

第22章　拔毒化腐生肌药

　　凡以拔毒化腐，生肌敛疮为主要作用，称为拔毒化腐生肌药。药物多为矿石重金属类药物，多具剧毒，以外用为主。主要用于痈疽疮疡溃后脓出不畅，或溃后腐肉不去，伤口难以生肌愈合之证，某些药物亦兼能解毒明目退翳，可用治目赤肿痛、目生翳膜等。常用药物如下。

一、升　　药

　　【药　　性】辛，热；有大毒；归肺经、脾经。

　　【功效主治】拔毒化腐。痈疽溃后，脓出不畅；或腐肉不去，新肉难生，配石膏。

　　【用法用量】外用适量。不用纯品，多与煅石膏配伍研末外用。

　　【知　识　点】外科要药，有"仙丹"之称。只供外用，不可内服。

二、轻　　粉

　　【药　　性】辛，寒；有大毒；入大肠经、小肠经。

　　【功效主治】

　　（1）外用攻毒，杀虫，敛疮：疥疮，配硫黄、吴茱萸；梅毒疮癣，配大风子肉等分研末外涂；疮疡溃烂，配当归、血竭、紫草。

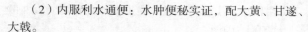

（2）内服利水通便：水肿便秘实证，配大黄、甘遂、大戟。

【用法用量】外用适量。研末调涂，或制膏外贴。入丸散服，每次0.1～0.2 g。

三、砒　石

【药　　性】辛，大热；有大毒；归肺经、肝经。

【功效主治】

（1）外用蚀疮去腐：癣疮，瘰疬，牙疳，溃疡腐肉不脱。

（2）内服劫痰平喘：寒痰哮喘。

（3）内服截疟：疟疾。因其有毒，现已少用。

【用法用量】外用适量。研末撒敷或入膏药中贴患处。入丸散，每次0.002～0.004 g。

【知　识　点】有剧毒，内服慎用，不可持续服用，不能做酒剂服。孕妇忌服。外用也不宜过量，以防局部吸收中毒。

四、铅　丹

【药　　性】辛，微寒；有毒；归心经、肝经。

【功效主治】

（1）外用拔毒生肌敛疮，杀虫止痒：疮疡溃烂，皮肤湿疮，与煅石膏研末外用。

（2）内服镇惊，截疟：惊痫癫狂，疟疾。因其有毒，现已少用。

【用法用量】外用适量。研末撒或熬膏用。入丸散服，每次0.3～0.6 g。

五、炉甘石

【药　　性】甘，平；归肝经、胃经。

【功效主治】

（1）解毒明目退翳：目赤翳障，烂弦风眼。目暴赤肿，配风化硝等分，化水点眼；目生翳膜，配青矾、朴硝等分，沸水化开，温洗；各种睑缘炎；多种目疾，配硼砂、冰片。

（2）收湿生肌敛疮：溃疡不敛，脓水淋漓，及皮肤湿疮湿疹瘙痒者，配青黛、黄柏、煅石膏。

【用法用量】只供外用，适量。水飞点眼，研末撒或调敷。

【知 识 点】眼科外用要药。

六、硼砂

【药　　性】甘、咸，凉；归肺经、胃经。

【功效主治】

（1）外用清热解毒：咽喉肿痛，口舌生疮，配冰片、朱砂、元明粉等共研吹敷患处；鹅口疮，配雄黄、甘草等蜜水调敷；目赤肿胀，目生翳障，单用水溶洗眼，或配炉甘石、冰片、元明粉水溶洗眼。

（2）内服清肺化痰：痰热壅滞，痰黄黏稠，咳吐不利，可配清热化痰药。

208

【用法用量】外用适量。研细末撒布或调敷患处，或配制眼剂外用。入丸散服，每次1.5~3 g。

【知 识 点】喉科、眼科常用药。

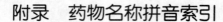

附录 药物名称拼音索引

Y

Z